Gorle Urmila
Srinivasa Rao Yarguntla

# Terapia antirretroviral (TARV) em doentes com VIH/SIDA

Gorle Urmila
Srinivasa Rao Yarguntla

# Terapia antirretroviral (TARV) em doentes com VIH/SIDA

## Efeito em vários parâmetros bioquímicos

ScienciaScripts

Cover image: www.ingimage.com

This book is a translation from the original published under ISBN 978-3-330-00956-1.

Publisher:
Sciencia Scripts
is a trademark of
Dodo Books Indian Ocean Ltd. and OmniScriptum S.R.L publishing group

120 High Road, East Finchley, London, N2 9ED, United Kingdom
Str. Armeneasca 28/1, office 1, Chisinau MD-2012, Republic of Moldova, Europe
Managing Directors: Ieva Konstantinova, Victoria Ursu
info@omniscriptum.com

Printed at: see last page
**ISBN: 978-620-8-51227-9**

## ÍNDICE DE CONTEÚDOS

## INTRODUÇÃO

**VIH-SIDA:**

A infeção pelo vírus da imunodeficiência humana e a síndrome da imunodeficiência adquirida é um espetro de doenças causadas pela infeção pelo vírus da imunodeficiência humana (VIH). A SIDA é uma doença nos seres humanos em que a falha progressiva do sistema imunitário permite o desenvolvimento de infecções oportunistas e cancros potencialmente fatais. Sem tratamento, estima-se que o tempo médio de sobrevivência após a infeção pelo VIH seja de 9 a 11 anos, dependendo do subtipo de VIH. Após a infeção inicial, uma pessoa pode passar por um breve período de doença semelhante à gripe. Este período é normalmente seguido por um período prolongado sem sintomas. À medida que a infeção progride, interfere cada vez mais com o sistema imunitário, tornando a pessoa muito mais suscetível a infecções comuns como a tuberculose, bem como a infecções oportunistas e tumores que normalmente não afectam as pessoas que têm sistemas imunitários funcionais. Os sintomas tardios da infeção são designados por SIDA. Esta fase é frequentemente complicada por uma infeção pulmonar conhecida como pneumonia por pneumocystis, perda de peso grave, um tipo de cancro conhecido como sarcoma de Kaposi ou outras condições que definem a SIDA.( Averting HIV and AIDS ; Wikipedia)

**Epidemiologia:**

Estatísticas globais sobre as pessoas que vivem com o VIH segundo o Programa Conjunto das Nações Unidas sobre o VIH/SIDA (ONUSIDA - ficha informativa). Em 2016, havia 36,7 milhões [30,8 milhões-42,9 milhões] de pessoas que vivem com o VIH. Desde o início da epidemia, cerca de 78 milhões [71 milhões-87 milhões] de pessoas foram infectadas com o VIH e 1 milhão [830 000-1,2 milhões] de pessoas morreram de doenças relacionadas com a SIDA.

**Novas infecções por VIH:**

As novas infecções por VIH diminuíram 38% desde 2001. Em todo o mundo, 1,8 milhões [1,6 milhões-2,1 milhões] de pessoas foram infectadas com o VIH em 2016, contra 3,4 milhões [3,3 milhões-3,6 milhões] em 2001. As novas infecções pelo VIH entre as crianças diminuíram 58% desde 2001. Em todo o mundo, 160 000 crianças foram infectadas com o VIH em 2016, contra 580 000 [530 000-640 000] em 2001.

**Mortes relacionadas com a SIDA:**

As mortes relacionadas com a SIDA diminuíram 35% desde o pico registado em 2005. Em 2016, 1,2 milhões de pessoas morreram de causas relacionadas com a SIDA em todo o mundo, em comparação com 2,4 milhões [2,2 milhões-2,6 milhões] em 2005. Em 2016, cerca de 17 milhões de pessoas que vivem com o VIH tinham acesso à terapia antirretroviral. Isto representa 48,7% [43,7%-53,7%] de todas as pessoas que vivem com VIH. 50% [48%-52%] de todos os adultos que vivem com VIH estão a receber tratamento. No entanto, apenas 31% [29%-33%] de todas as crianças que vivem com VIH estão a receber os medicamentos que salvam vidas.

De acordo com o relatório anual da NACO de 2015-2016, uma visão geral da epidemia de VIH na Índia é a seguinte

- De acordo com o HSS 2012-2013, a prevalência global do VIH entre os utentes das clínicas de ANC, considerada como um indicador da prevalência entre a população em geral, continua a ser baixa, 0,35% no país, com uma tendência geral de declínio a nível nacional.
- A prevalência mais elevada foi registada em Nagaland (0,88%), seguida de Mizoram (0,68%), Manipur (0,64%), Andhra Pradesh (0,59%) e Karnataka (0,53%). Além disso, Estados como Chhattisgarh (0,51%), Gujarat (0,50%), Maharashtra (0,40%), Deli (0,40%) e Punjab (0,37%) registaram uma prevalência de VIH superior à média nacional.

Os mecanismos patogénicos da doença do VIH são multifactoriais e multifásicos; ocorre uma combinação de eventos patogénicos e imunopatogénicos virais complexos e variados durante o curso da doença do VIH, desde o momento da infeção inicial (primária) até ao desenvolvimento da doença em fase avançada.

Na infeção primária, o vírus procura alvos susceptíveis, que são principalmente as células T CD4+ que estão espacialmente dispersas na mucosa. As células CD4 servem de amplificadores da infeção e a infeção estabelece-se.

À medida que o vírus é produzido após dias ou semanas de infeção primária, dissemina-se, primeiro para os gânglios linfáticos de drenagem e depois para outros compartimentos linfóides, onde tem acesso fácil a concentrações densas de células T CD4+ alvo, permitindo uma explosão de viremia de alto nível

Um órgão linfoide importante, o tecido linfoide associado ao intestino (GALT), é um dos principais alvos da infeção pelo VIH e o local onde um grande número de células T CD4+ (normalmente células de memória) são infectadas e eliminadas, tanto por efeitos virais diretos como por apoptose associada à ativação . Quando a replicação do vírus atinge este limiar e o vírus está amplamente disseminado, a infeção está firmemente estabelecida e o processo é irreversível (Harrison's Principles of Internal Medicine; Robbins basic pathology).

O vírus, entrando por qualquer via, actua principalmente nas células seguintes:

- Sistema linforeticular:
  - $CD_4$+ Células T-Helper
  - Macrófagos
  - Monócitos
  - Linfócitos B
- Certas células endoteliais
- Sistema nervoso central:
  - Microglia do sistema nervoso
  - Astrócitos
  - Oligodendrócitos
  - Neurónios - indiretamente pela ação das citocinas e da gp-120

    (Textbook of Pathology de Harsh Mohan)

**Sinais precoces:**

No espaço de 2 a 4 semanas após a infeção pelo VIH, muitas pessoas, mas não todas, apresentam sintomas semelhantes aos da gripe. A isto chama-se síndrome retroviral aguda (ARS) e é a resposta natural do organismo à infeção pelo VIH.

Os sintomas podem incluir:

- Febre (este é o sintoma mais comum)
- Glândulas inchadas
- Dor de garganta
- Erupção cutânea
- Fadiga
- Dores musculares e articulares
- Dor de cabeça

Estes sintomas podem durar de alguns dias a várias semanas.

Fase de latência clínica:

Após a fase inicial da infeção pelo VIH, a doença passa para uma fase designada por fase de latência clínica. Durante esta fase, as pessoas com VIH normalmente não têm sintomas ou têm apenas sintomas ligeiros. Esta fase dura cerca de 10 anos, mas pode ser mais curta.

Progressão para SIDA:

Os sintomas podem incluir:

- Perda de peso rápida
- Febre recorrente ou suores noturnos abundantes
- Cansaço extremo e inexplicável
- Inchaço prolongado dos gânglios linfáticos nas axilas, virilhas ou pescoço
- Diarreia que se prolonga por mais de uma semana
- Feridas na boca, no ânus ou nos órgãos genitais
- Pneumonia
- Manchas vermelhas, castanhas, cor-de-rosa ou arroxeadas sobre ou sob a pele ou no interior da boca, nariz ou pálpebras
- Perda de memória, depressão e outras perturbações neurológicas.

(AIDS.gov)

**Estadiamento clínico do VIH/SIDA da OMS:**

O estadiamento clínico e a definição de caso de VIH para contextos com recursos limitados foram desenvolvidos pela OMS em 1990 e revistos em 2007. O estadiamento baseia-se em achados clínicos que orientam o diagnóstico, a avaliação e a gestão do VIH/SIDA, e não requer uma contagem de células CD4. Este sistema de estadiamento é utilizado em muitos países para determinar a elegibilidade para a terapêutica antirretroviral, sobretudo em contextos em que não está disponível o teste CD4. Os estádios clínicos são classificados de 1 a 4, progredindo desde a infeção primária pelo VIH até ao VIH/SIDA avançado (ver Quadro 2). Estas fases são definidas por condições clínicas ou sintomas específicos.

**Quadro 2.1: Estadiamento clínico do VIH/SIDA da OMS para adultos e adolescentes**

| Fase clínica | Condições clínicas ou sintomas |
|---|---|
| **Infeção primária pelo VIH** | • Assintomático<br>• Síndrome retroviral aguda |
| **Fase clínica 1** | • Assintomático<br>• Linfadenopatia generalizada persistente |
| **Fase clínica 2** | • Perda de peso moderada e inexplicada (<10% do peso corporal presumido ou medido)<br>• Infecções respiratórias recorrentes (sinusite, amigdalite, otite média e faringite)<br>• Herpes zoster<br>• Queilite angular<br>• Ulceração oral recorrente<br>• Erupções papulares pruriginosas<br>• Dermatite seborreica<br>• Infecções fúngicas das unhas |
| **Fase clínica 3** | • Perda de peso grave inexplicada (>10% do peso corporal presumido ou medido)<br>• Diarreia crónica inexplicável durante mais de 1 mês<br>• Febre persistente inexplicável durante >1 mês (>37,6°C, intermitente ou constante)<br>• Candidíase oral persistente (aftas)<br>• Leucoplasia pilosa oral<br>• Tuberculose pulmonar (atual)<br>• Infecções bacterianas graves presumidas (por exemplo, pneumonia, empiema, piomiosite, infeção óssea ou articular, meningite, bacteremia)<br>• Estomatite ulcerativa necrotizante aguda, gengivite ou periodontite<br>• Anemia inexplicada (hemoglobina <8 g/dL)<br>• Neutropenia (neutrófilos <500 células/µL)<br>• Trombocitopenia crónica (plaquetas <50.000 células/µL) |
| **Fase clínica 4** | • Síndroma de perda de peso devido ao VIH, tal como definido pelo CDC (ver Quadro 1, acima) |

| | |
|---|---|
| | • Pneumonia *por Pneumocystis*<br>• Pneumonia bacteriana grave recorrente<br>• Infeção crónica por herpes simplex (local orolabial, genital ou anorrectal há mais de 1 mês ou herpes visceral em qualquer local)<br>• Candidíase esofágica (ou candidíase da traqueia, brônquios ou pulmões)<br>• Tuberculose extrapulmonar<br>• Sarcoma de Kaposi<br>• Infeção por citomegalovírus (retinite ou infeção de outros órgãos)<br>• Toxoplasmose do sistema nervoso central<br>• Encefalopatia VIH<br>• Criptococose extrapulmonar (incluindo meningite)<br>• Infeção disseminada por micobactérias não tuberculosas<br>• Leucoencefalopatia multifocal progressiva<br>• Cândida da traqueia, brônquios ou pulmões<br>• Criptosporidiose crónica (com diarreia)<br>• Isosporíase crónica<br>• Micoses disseminadas (por exemplo, histoplasmose, coccidioidomicose, peniciliose)<br>• Bacteremia recorrente por *Salmonella* não tifoide<br>• Linfoma (cerebral ou de células B não-Hodgkin)<br>• Carcinoma invasivo do colo do útero<br>• Leishmaniose disseminada atípica<br>• Nefropatia sintomática associada ao VIH<br>• Cardiomiopatia sintomática associada ao VIH<br>• Reativação da tripanossomíase americana (meningoencefalite ou miocardite) |

**Tabela 2.2: Sistema de Classificação do CDC para Adultos e Adolescentes Infectados pelo VIH:**

| Categorias de contagem de células CD4 | Categorias clínicas | | |
|---|---|---|---|
| | Assintomático, VIH agudo ou PGL | B* Condições sintomáticas, não A ou C | C# Condições do indicador de SIDA |
| * PGL = linfadenopatia generalizada persistente | | | |
| (1) ≥500 células/µL | A1 | B1 | C1 |
| (2) 200-499 células/µL | A2 | B2 | C2 |
| (3) <200 células/µL | A3 | B3 | C3 |

# REVISÃO DA LITERATURA

**Vírus VIH:**

O VIH é o agente etiológico da SIDA; pertence à família dos retrovírus humanos (Retroviridae) e à subfamília dos lentivírus. Os vírus da imunodeficiência humana, nomeadamente o VIH-1 e o VIH-2, causam efeitos citopáticos direta ou indiretamente. A causa mais comum da doença causada pelo VIH em todo o mundo é o VIH-1, que inclui vários subtipos com diferentes distribuições geográficas. O VIH-2 foi identificado pela primeira vez em 1986 em doentes da África Ocidental e estava inicialmente confinado à África Ocidental. No entanto, foram identificados em todo o mundo vários casos que, em geral, podem ser atribuídos à África Ocidental ou a contactos sexuais com africanos ocidentais. Os grupos atualmente definidos do VIH-1 e do VIH-2 derivam provavelmente de uma transferência separada para os seres humanos a partir de um reservatório de primatas não humanos. Os vírus VIH-1 provêm provavelmente de chimpanzés e/ou gorilas, e o VIH-2 de mangabeis fuliginosos. A pandemia de SIDA é causada principalmente pelos vírus do grupo M do VIH-1.

O virião do VIH é uma estrutura icosaédrica que contém numerosas espículas externas formadas pelas duas principais proteínas do envelope, a gp120 externa e a gp41 transmembranar. O virião brota da superfície da célula infetada e incorpora na sua bicamada lipídica uma variedade de proteínas do hospedeiro, incluindo antigénios de classe I e II do complexo principal de histocompatibilidade (MHC) (Harrison's Principles of Internal Medicine 18th edition).

O vírus VIH é composto por duas cadeias de ARN, 15 tipos de proteínas virais e algumas proteínas da última célula hospedeira que infectou, tudo rodeado por uma membrana de bicamada lipídica. Em conjunto, estas moléculas permitem que o vírus infecte as células do sistema imunitário e as obrigue a construir novas cópias do vírus. Cada molécula do vírus desempenha um papel neste processo, desde os primeiros passos da ligação viral até ao processo final de brotamento. É constituída por proteínas virais, proteínas estruturais e proteínas acessórias.

Proteínas virais:

- A transcriptase reversa cria uma cópia em ADN do genoma do ARN viral, que é depois utilizada para criar novos vírus.
- A integrase pega na cópia de ADN do genoma viral e insere-a no genoma celular infetado. O VIH pode permanecer adormecido nas células durante décadas, o que

torna incrivelmente difícil combatê-lo. Foram desenvolvidos medicamentos anti-HIV que bloqueiam a integrase.

- A protease do VIH é essencial para a maturação das partículas do VIH. As proteínas do VIH são construídas como poliproteínas longas, que depois têm de ser clivadas nas peças funcionais adequadas pela protease do VIH.

Os inibidores da protease são amplamente utilizados como medicamentos anti-VIH, muitas vezes em combinação com medicamentos que bloqueiam a transcriptase reversa e a integrase.

Proteínas estruturais:

A proteína Matrixs forma um revestimento na superfície interna da membrana viral. Desempenha um papel central quando novos vírus brotam da superfície das células infectadas.

A proteína do capsídeo forma um revestimento em forma de cone à volta do ARN viral, introduzindo-o na célula durante a infeção. Forma hexâmeros estáveis, que depois se juntam como azulejos para formar capsídeos geodésicos

As proteínas do envelope gp120 e gp41 ligam-se a receptores na superfície das células que o VIH infecta e depois penetram na superfície para a infetar com o ARN viral. As espículas formadas por estas proteínas são altamente decoradas com hidratos de carbono, tornando-as difíceis de reconhecer pelos anticorpos.

Proteínas acessórias:

- A Vpu (proteína viral u) ajuda o vírus a escapar da célula durante a brotação, enfraquecendo a interação das novas proteínas do envelope com os receptores celulares.
- O Vif (fator de infecciosidade viral) ataca uma das proteínas de defesa da célula, o que obriga a célula a destruí-la.
- A Vpr (proteína viral r) guia o genoma viral para o núcleo após a infeção.
- P6 está envolvido na incorporação de Vpr em novos vírus. É em grande parte não estruturado

O Nef (fator regulador negativo) obriga a célula infetada a deixar de produzir várias proteínas que são importantes para a defesa celular. O Nef é importante na progressão da infeção pelo VIH para Imunodeficiência Adquirida.

- (SIDA).

- A proteína Rev (reguladora do virião) liga-se a um hairpin no ARN viral e regula o splicing e o transporte do ARN viral.

A proteína Tat (trans-activator of transcription) liga-se a um hairpin no ARN viral e aumenta consideravelmente a quantidade de proteína que é produzida (The protein databank).

**TERAPIA ANTI-RETROVIRAL: (ART)**

A terapêutica anti-retrovírica altamente ativa (HAART) é a pedra angular do tratamento dos doentes infectados pelo VIH. O início da utilização generalizada da terapêutica anti-retrovírica marcou um declínio na incidência da maioria das doenças que definem a SIDA e na mortalidade, tanto no mundo desenvolvido como no mundo em desenvolvimento. A supressão da replicação do VIH é um componente importante para prevenir a morbilidade e a mortalidade associadas ao VIH , bem como para melhorar a qualidade de vida dos doentes infectados pelo VIH. Uma supressão adequada exige uma adesão rigorosa à terapia antirretroviral (N.Kumaraswamy et al, dezembro de 2011).

**Objectivos da terapia antirretroviral**:

- Para alcançar uma supressão virológica máxima e duradoura (idealmente, uma carga viral < 50 cópias/ml)
- Para reconstituir e preservar a função imunológica
- Reduzir a morbilidade e a mortalidade, associadas tanto a Infeção por VIH e utilização de anti-retrovirais (ARV)
- Melhorar a qualidade de vida

**Quadro 2.3: Indicações e condições para iniciar a terapêutica antirretroviral**

(N.Kumaraswamy et al, dezembro de 2011)

| **Estado** | **Iniciar o TARV** |
|---|---|
| Doença definidora de SIDA | Sim |
| atual/passada | |
| Assintomático | |
| CD4 (por μl) | Sim |
| <350 | Considerar |
| 350-500 | Não |
| >500 | |
| Independentemente da contagem de | Sim |
| CD4 | Sim |
| Tuberculose | Sim |
| Gravidez | Sim |
| HIVAN3 | Sim |
| VHB quando o tratamento do VHB for | Sim |
| indicado | Sim |
| Infeção por HCV | Sim |
| Idosos | Considerar |
| Malignidade | Considerar |
| VL> 1,00,000 cópias/μl9 | Não |
| Relação serodiscordante | |
| Factores de risco CV subjacentes | |
| Infeção aguda pelo VIH | |
| VL, carga viral; CV, cardiovascular | |

**Razões para iniciar o TARV precocemente**

- Melhor sobrevivência
- Estão prontamente disponíveis regimes potentes, duradouros e práticos
- Diminuição do risco de complicações definidoras não relacionadas com a SIDA
- Prevenir o declínio neurocognitivo
- Reduzir a ativação imunitária, a inflamação e a trombogénese
- Maior probabilidade de normalização de CD4

- Menor risco de desenvolvimento da síndrome inflamatória de reconstituição imunitária
- Menor probabilidade de desenvolver resistência aos anti-retrovirais (ARV)
- Menor risco de desenvolvimento de toxicidades
- Prevenção da transmissão

**Quadro 2.4: Vários medicamentos anti-retrovirais (ARV)* aprovados para utilização terapêutica**

| N (t)RTIs | NNRTIs | IPs | Inibidores de entrada | Inibidores da integrase |
|---|---|---|---|---|
| Zidovudina (AZT)<br>Estavudina (d4T)<br>Lamivudina (3TC)<br>Abacavir (ABC)<br>Didanosina (ddI)<br>Tenofovir (TDF)<br>Dideoxicitidina (ddC | Nevirapina (NVP)<br>Efavirenz (EFV)<br>Etravirina (ETV)<br>Delaverdine (DLV) | Saquinavir (SQV)<br>Indinavir (IDV)<br>Ritonavir (RTV)<br>Nelfinavir (NFV)<br>Lopinavir (LPV/r)<br>Atazanavir (ATV)<br>Darunavir (DRV)<br>Fos-Amprenavir (f-APV)<br>Tipranavir (TPV) | Enfuvitride (ENF)<br>Maraviroc (MRV) | Raltegravir (RAL) |

N(t) ITRN, inibidor nucleosídeo da transcriptase reversa; ITRNN, inibidor não nucleosídeo da transcriptase reversa; IP, inibidor da protease

XTC: FTC ou 3TC

**Escolha de regimes de primeira linha**

Preferenciais TDF/XTC/EFV ou NVP

Alternativa AZT/3TC/EFV ou NVP

Considerar (apenas em situações especiais) ABC/3TC/EFV

ddI/3TC/EFV

Utilizar apenas quando não existirem outras opções disponíveis

D4T/3TC/EFV ou NVP

**Reacções adversas a medicamentos devidas à TARV**

A OMS define uma reação adversa a medicamentos (RAM) como "qualquer resposta a um medicamento que seja nociva e não intencional, e que ocorra em doses normalmente utilizadas no homem para profilaxia, diagnóstico ou terapia de doenças, ou para a modificação de funções fisiológicas". Assim, esta definição exclui a sobredosagem (acidental ou intencional), o abuso de drogas, a falha no tratamento e os erros de administração de medicamentos. (A Textbook of Clinical Pharmacy Practice de G.ParthaSarathi 2nd edition pg 105).

As reacções adversas a medicamentos (RAM) podem frequentemente causar uma morbilidade significativa entre os indivíduos em terapia antirretroviral (TARV), conduzindo ocasionalmente à mortalidade. O tratamento prolongado com regimes combinados pode ser difícil de manter devido a problemas de adesão e a efeitos tóxicos. Todos os medicamentos anti-retrovirais podem ter efeitos adversos a curto e a longo prazo. O risco de efeitos secundários específicos varia de fármaco para fármaco, de classe de fármaco para classe de fármaco e de doente para doente.

1) Antecedentes e objetivo: As perturbações renais são encontradas em todas as fases da infeção pelo VIH e vão desde os desequilíbrios de fluidos e electrólitos normalmente observados em doentes hospitalizados até à doença renal em fase terminal (ESRD). O presente estudo, realizado em 30 doentes, centrou-se nas anomalias renais em doentes infectados pelo VIH sem TARV no momento do registo no centro de TARV. Métodos: Todos os doentes seropositivos que não estavam a fazer TAR foram recrutados para o estudo e verificados quanto a insuficiência renal no momento do registo no centro de TAR. Resultados: Foi selecionado um total de 30 doentes, dos quais 22 eram do sexo masculino e os restantes do sexo feminino. Entre os 30 doentes seropositivos, 20% (n = 6) apresentavam doença renal com eGFR < 60 ml/min por 1,73 m2 , dos quais 4 eram do sexo feminino. Todos os 6 doentes tinham uma contagem de CD4 < 350 células/cumm e um IMC < 20 kg/m2. Não houve correlação com a albumina urinária, microscopia e diminuição da eGFR. Interpretação e conclusão: Todos os doentes recém-positivos para o VIH devem ser avaliados quanto a anomalias renais no momento do diagnóstico, de modo a poderem ser iniciados com medicação para prolongar o aparecimento da nefropatia associada ao VIH (HIVAN) e da doença renal em fase terminal (ESRD).

2) As anomalias hematológicas e bioquímicas contam-se entre as manifestações clinicopatológicas mais comuns dos doentes com VIH em TARV. Consequentemente, o desenvolvimento e a avaliação de medicamentos anti-retrovirais autóctones com anomalias mínimas tornam-se uma necessidade. O objetivo desta investigação foi avaliar as potenciais anomalias hematológicas e bioquímicas que podem estar associadas à administração do Winniecure ART em doentes com VIH em tratamento na Nigéria. Cinquenta (50) doentes confirmados como VIH positivos e ingénuos em termos de TARV, com idades entre 36 ± 10 anos, foram observados quanto a respostas hematológicas e bioquímicas durante 12 semanas. As respostas hematológicas foram avaliadas três vezes com um intervalo de 6 semanas, utilizando o analisador diferencial Ac-T da Coulter, e os indicadores bioquímicos (bilirrubina, creatina, ureia, amilase, ALT, ALP, AST, albumina) foram avaliados espectrofotometricamente

3) O presente estudo foi realizado com o objetivo de investigar a tendência observada nos parâmetros hematológicos em Makurdi, no estado de Beune, na Nigéria. Devido à campanha em curso sobre a gestão do VIH/SIDA, tornam-se necessários conhecimentos práticos e informações de apoio sobre a terapia com medicamentos anti-retrovirais (ARVD). Isto ajudará os profissionais de saúde e encorajará os doentes com VIH/SIDA na gestão da doença. Este estudo foi efectuado em Markurdi, no estado de Benue, na Nigéria, no Hospital da Força Aérea Nigeriana. Foram utilizados duzentos doentes com VIH recentemente diagnosticados (119 mulheres e 81 homens). Foram agrupados em três categorias: o grupo 1, grupo de controlo, eram indivíduos seronegativos, o grupo 2 eram indivíduos seropositivos sem ARVDS e o grupo 3 eram indivíduos seropositivos em ARVDS. A distribuição percentual para homens e mulheres é a seguinte: o grupo 1 é constituído por 37% de homens e 63% de mulheres, o grupo 2 é constituído por 40,5% de homens e 59,5% de mulheres, o grupo 3 é constituído por 42% e 57,2% de mulheres. O relatório da análise laboratorial da amostra de sangue mostrou que a terapia ARVDS aumentou a contagem de PCV, Hb, WBC e células CD4 dos indivíduos. Os indivíduos em terapia com ARVDS mostraram um aumento insignificante de 31,56±65% para 32,26±0,49% para o PCV, de 10,30±1,170 para 10,44±0,17g dL-1 para a concentração de hemoglobina, de 412,53±15,23 para 422,93±25,73 células mm-3 e um aumento significativo nos leucócitos (total) de 4,07±0,25 para 4,76±0,17. As conclusões deste estudo estão de acordo com outros trabalhos, segundo os quais a terapêutica com ARVDS tem a

capacidade de melhorar os parâmetros hematológicos (PVC, Hg, leucócitos e contagem de células CD4) e, consequentemente, reforçar o sistema imunitário do organismo

4) O VIH é uma questão extremamente importante que ameaça a saúde humana. O objetivo deste estudo foi investigar os níveis de alguns parâmetros bioquímicos (alanina e aspartato aminotransaminase) entre os doentes com VIH que frequentam a clínica de VIH no Hospital Universitário ESUT Parklane, em Enugu. O objetivo definido foi avaliar os níveis de alanina e aspartato aminotransaminase de doentes com VIH que utilizam medicamentos anti-retrovirais e de doentes que não utilizam medicamentos anti-retrovirais, examinar os factores semográficos que afectam os níveis de aspartato e alanina aminotrasaminase de doentes que tomam medicamentos anti-retrovirais e fazer recomendações para estudos futuros. A literatura relacionada foi revista de acordo com os objectivos estabelecidos. O método de investigação foi puramente experimental, tendo sido utilizada a análise de dados SPSS. A dimensão da amostra foi de 100 (50 doentes medicados e 50 doentes não medicados), que foram selecionados através de uma técnica de amostragem não probabilística. Foram asseguradas considerações éticas que incluem uma carta de autorização, foi observado o princípio da participação voluntária e foi garantida a confidencialidade dos resultados obtidos. Os resultados mostraram que o valor médio do nível de aspartato aminotransaminase dos doentes medicados foi de 13,5 ± 7,6, tendo 12% deles aumentado acima dos valores normais, e o dos doentes não medicados foi de 16,3 ± 8,5, tendo 10% deles aumentado acima dos valores normais. O valor médio do nível de alanina dos doentes medicados foi de 6,9 ± 5,9, tendo 10% deles aumentado acima do intervalo normal, e o dos doentes não medicados foi de 7,4 ± 4,2, tendo 8% deles aumentado acima do intervalo normal. Por conseguinte, os investigadores sugerem que o VIH afecta as enzimas hepáticas tanto dos doentes que tomam medicamentos anti-retrovirais como dos que não os tomam. O efeito do vírus depende dos seguintes factores: a duração da infeção, a altura em que os medicamentos foram iniciados e as composições clínicas de alguns medicamentos contra o VIH. Foram feitas recomendações no sentido de uma publicidade eficaz para encorajar as massas a fazerem o rastreio do VIH, a fim de detectarem o vírus e iniciarem o tratamento atempadamente; os profissionais de saúde devem assegurar a realização de testes de função hepática adequados antes de iniciarem o tratamento com medicamentos anti-retrovirais e fazer o respetivo acompanhamento. Por último, devem ser efectuados mais estudos sobre este tema para colmatar a lacuna exposta

5) Neste estudo, incluímos doentes com VIH com idades compreendidas entre os 18 e os 65 anos, que estavam sob terapêutica antirretroviral de primeira linha, e seguimo-los durante seis

meses, a partir de fevereiro de 2010, para verificar alterações nos parâmetros hematológicos e bioquímicos. Os perfis de ALAT, creatinina, amilase, colesterol, linfócitos CD4+ e totais, hemoglobina e monócitos foram estudados de três em três meses. Verificou-se um aumento da contagem de linfócitos CD4+ de 233,57 células/$mm^3$ para 336,45 células/$mm^3$ e dos linfócitos totais de 45 para 46,6 $10^3$ células/µl, após seis meses. O nível de hemoglobina desceu de 8,8 g/L para 7,52 g/L. Observámos um aumento da ALAT de 40,27 para 47,42 U/L, da amilase de 178,9 para 193,97 U/L e do colesterol de 5,88 para 8,40 mmol/L. Os níveis de creatinina diminuíram de 117,4 para 115,0 µmol/L.A utilização de ARVs aumenta a contagem de linfócitos CD4+ e total. A utilização prolongada de medicamentos anti-retrovirais (ARV) está associada a graus variáveis de lesões hepáticas e pancreáticas, hipercolesterolémia e anemia em alguns doentes. Uma vez que muitos destes efeitos secundários são multifactoriais, a gestão dos doentes com VIH deve ter em consideração esses efeitos secundários ao tomar decisões de tratamento baseadas na avaliação periódica destes parâmetros

6) O objetivo do estudo é avaliar o efeito a longo prazo da terapia antirretroviral altamente ativa (HAART) nos parâmetros bioquímicos de doentes infectados pelo VIH no Hospital Universitário de Benim (UBTH), na cidade de Benim, na Nigéria. Métodos: Foram recrutados na Clínica de Doenças Infecciosas (IDC) do UBTH doentes infectados com VIH/SIDA a tomar HAART durante 2 a 8 anos (297), doentes que não estavam a tomar HAART (112, controlo positivo) e indivíduos saudáveis (103, controlo negativo). Os seus soros foram testados para parâmetros bioquímicos. O instrumento WHOQoL bref foi utilizado para avaliar a qualidade de vida (QdV) dos doentes. Resultados: Os doentes que tomaram HAART apresentaram níveis significativamente elevados de ALT e AST ($p < 0,001$), mas uma toxicidade hepática ligeira. A QdV destes doentes não foi significativamente diferente da dos controlos saudáveis. Os níveis de Na+ (133,4 ± 5,2 mmol/l), K+ (3,6 ± 0,4 mmol/l) e Cl- (101,3 ± 4,0 mmol/l) foram significativamente mais baixos nos doentes em TARV do que nos positivos (137,5 ± 5,1, 3,9 ± 0,5, 104,3 ± 5,7 mmol/l, respetivamente, $p < 0,001$). Além disso, os níveis de creatinina (0,8 ± 0,2 mg/dl), TBil (0,5 ± 0,2 mg/dl) e CB (0,3 ± 0,5 mg/dl) foram significativamente mais elevados nos doentes sob HAART do que nos positivos (0.7 ± 0,3, 0,4 ± 0,2, 0,2 ± 0,1 mg/dl) ou dos controlos negativos (0,7 ± 0,3, 0,3 ± 0,1, 0,2 ± 0,1 mg/dl), respetivamente ($p < 0,001$). Conclusão: O tratamento com HAART durante 2 a 8 anos pode não produzir hepatotoxicidade grave em doentes com VIH/SIDA, embora seja de esperar uma toxicidade hepática ligeira. A QdV dos doentes não foi afetada negativamente pela utilização da HAART durante 2 a 8 anos.

7) Foi realizado um estudo de coorte retrospetivo entre doentes infectados com VIH-1 que tomavam tenofovir como parte de um regime de medicamentos anti-VIH num contexto de recursos limitados na Tailândia. Foram incluídos no estudo 130 doentes com uma média de idade de 39,7+/-7,4 anos, dos quais 55% eram do sexo masculino. Cinquenta e oito (45%), 48 (37%) e 24 (18%) doentes receberam simultaneamente regimes à base de nevirapina, efavirenz e inibidores da protease (IP), respetivamente. O valor mediano (IQR) para a creatinina sérica foi de 0,8 (0,6-0,9) mg/dl, para a eGFR foi de 103 (96-120) ml/min/1,73 m2 e para CD4 foi de 302 (194-511) células/mm3 na altura do início do tenofovir. Aos 3-6 meses, a eGFR mediana (IQR) era de 100 (88-117) ml/min/1,73 m2 (p=0,002, em comparação com a linha de base). As proporções de pacientes com uma taxa de filtração glomerular estimada (eGFR) <30 ml/min/1,73 m2 na linha de base e 3-6 meses foram 0% e 2%, respetivamente (p<0,001). No acompanhamento de 6 meses, 2 pacientes (1,4%) foram diagnosticados com insuficiência renal aguda em 3 semanas e 9 semanas após o uso de tenofovir, respetivamente. Ambos os doentes receberam um IP potenciado no regime. Globalmente, a incidência de insuficiência renal aguda foi de 0,26 por 100 pessoas-mês. A função renal progrediu para insuficiência renal irreversível num doente. Em resumo, a insuficiência renal associada ao tenofovir não é invulgar numa prática da vida real. Este relatório realça o efeito adverso potencialmente irreversível deste agente, particularmente em doentes com rins vulneráveis e utilização concomitante de tenofovir e IP potenciado.

## MATERIAIS E MÉTODOS

**Fonte de dados:** A fonte de dados foi obtida de 70 doentes do centro de TAR, KING GEORGE HOSPITAL, Visakhapatnam.

**Seleção dos doentes:**

**Critérios de inclusão:**

- Os sujeitos devem ser homens ou mulheres com idade igual ou superior a 18 anos
- Indivíduos que tenham confirmado laboratorialmente a infeção pelo VIH
- Indivíduos que se registaram no centro de TAR durante o período do estudo
- Indivíduos que aceitem cumprir a dosagem prescrita do medicamento e não tenham antecedentes de terapia antirretroviral. Indivíduos com menos de 18 anos de idade

**Critérios de exclusão:**

- Evidência de doenças gastrointestinais e renais
- Evidência de funções hepáticas afectadas
- Incapacidade de participar nos procedimentos do estudo
- Mulheres grávidas ou a amamentar
- Pacientes que não desejam participar no estudo. Desenho do estudo: Estudo de coorte prospetivo observacional.
- As pessoas que têm contagens de células CD4 entre 50 e 350 células/ µl

**Desenho do estudo:** Estudo de coorte prospetivo observacional.

**População do estudo**: Cem indivíduos (doentes VIH positivos)

- Duração do projeto de investigação: Seis meses

**Conteúdo do estudo:**

O nosso principal objetivo é estudar em pormenor o efeito dos medicamentos da TAR em vários parâmetros bioquímicos e observar as reacções adversas aos medicamentos associadas à terapêutica da TAR.

**Métodos de estudo:**

- Parâmetros bioquímicos como testes de função hepática, testes de função renal e hemograma, contagem de CD4 são medidos durante os dois meses seguintes para ver o efeito de medicamentos anti-retrovirais dos pacientes que se registaram no centro de TAR durante o período de estudo (prospetivo).

- O estudo retrospetivo foi realizado em 50-100 doentes e os dados relativos ao sexo, idade e contagem de CD4 foram recolhidos dos registos dos doentes.

**Parâmetros do estudo:**

- Idade
- Género
- Hemoglobina
- RBC
- WBC
- Plaquetas
- CD4
- Glicose no sangue
- Colesterol total
- Triglicéridos
- VLDL
- LDL
- HDL
- SGOT
- SGPT
- ALP
- TB
- IB
- BD
- Creatinina Sr.
- BUN

**RESULTADOS:**

**ESTUDO PROSPECTIVO**

| S.NO | SEXO/IDADE | DROGA | HB | | RBC | | WBC | | PLACAS | |
|---|---|---|---|---|---|---|---|---|---|---|
| | | | INICIAL | FINAL | INICIAL | FINAL | INICIAL | FINAL | INICIAL | FINAL |
| P1 | M/30 | TLE | 13 | 12 | 3.9 | 3.82 | 8000 | 7500 | 2.1 | 1.8 |
| P2 | F/39 | TLE | 12.5 | 12 | 4.2 | 4.1 | 5000 | 4900 | 2.4 | 2.3 |
| P3 | F/30 | TLE | 14 | 12 | 3.9 | 4.1 | 8000 | 8200 | 2.9 | 2.8 |
| P4 | F/49 | TLE | 12 | 11 | 3.4 | 3.2 | 7000 | 6900 | 3.2 | 3 |
| P5 | M/40 | TLE | 10 | 9.5 | 4.2 | 4.3 | 5000 | 5000 | 2.2 | 2.3 |
| P6 | M/50 | TLE | 13 | 12 | 3.9 | 4 | 4500 | 4800 | 2 | 1.4 |
| P7 | M/60 | TLE | 12 | 10 | 4.2 | 4.3 | 4625 | 4598 | 2 | 1.9 |
| P8 | M/30 | TLE | 8 | 11 | 4.98 | 3.85 | 5560 | 5680 | 3 | 2 |
| P9 | M/60 | TLE | 12.2 | 10.8 | 4.23 | 4 | 6800 | 6100 | 1.9 | 1.3 |
| P10 | M/35 | TLE | 9.5 | 9.5 | 3.6 | 3.8 | 10500 | 10800 | 1.9 | 1.6 |
| P11 | M/26 | TLE | 10.8 | 10.5 | 3.85 | 3.4 | 10900 | 10100 | 2.1 | 2.7 |
| P12 | M/58 | TLE | 11.4 | 10.8 | 4.2 | 3.9 | 4100 | 4300 | 1.6 | 1.2 |
| P13 | M/40 | TLE | 14 | 13.2 | 4.8 | 3.8 | 7000 | 6590 | 3.8 | 3.2 |
| P 14 | M/30 | TLE | 13.5 | 12.8 | 3.95 | 3.8 | 5800 | 5100 | 1.8 | 1.4 |
| P15 | M/42 | TLE | 10 | 11 | 3.98 | 3.4 | 4680 | 4600 | 3 | 2.5 |
| P16 | M/32 | TLE | 11 | 9 | 4.98 | 4.88 | 4800 | 4750 | 3 | 2 |
| P17 | F/29 | TLE | 11 | 11 | 4 | 4.2 | 4800 | 5000 | 1.5 | 1.7 |
| P18 | F/50 | TLE | 11 | 10 | 4.8 | 4.1 | 8000 | 5500 | 3.4 | 2.8 |
| P19 | F/35 | TLE | 12 | 14 | 3.9 | 4 | 8530 | 8470 | 3 | 3.9 |

| P2O | F/23 | TLE | 10 | 11 | 3.9 | 3.8 | 3900 | 4200 | 1.5 | 1.42 |
|---|---|---|---|---|---|---|---|---|---|---|
| P21 | M/55 | TLE | 12.5 | 12 | 3.9 | 3.7 | 5000 | 5200 | 1.3 | 1.2 |
| P22 | F/55 | TLE | 12.5 | 12 | 4 | 3.8 | 4000 | 4100 | 1.5 | 1.2 |
| P23 | M/30 | TLE | 13 | 12 | 4.8 | 4.2 | 5200 | 4800 | 2.5 | 2.1 |
| P24 | M/40 | TLE | 9.5 | 9.1 | 4.8 | 4.85 | 8400 | 8300 | 1.9 | 1.865 |
| P25 | F/35 | TLE | 14 | 12 | 4.2 | 3.92 | 5000 | 4000 | 3.2 | 2.6 |
| P26 | F/53 | TLE | 14 | 12 | 4.2 | 4.1 | 7000 | 6400 | 3.2 | 3 |
| P27 | F/49 | TLE | 9.8 | 9.2 | 3.98 | 3.8 | 6300 | 6150 | 2.8 | 2.5 |
| P28 | M/27 | TLE | 12 | 11.8 | 4.7 | 4.45 | 8100 | 7890 | 1.8 | 1.7 |
| P29 | M/28 | TLE | 10.4 | 10.2 | 3.95 | 3.45 | 10700 | 10200 | 2.7 | 2.6 |
| P30 | M/40 | TLE | 14 | 13.5 | 4.2 | 3.8 | 7000 | 6500 | 3.2 | 3 |
| P31 | F/38 | TLE | 9.7 | 9.8 | 5.2 | 5 | 8700 | 8400 | 3.8 | 3.6 |
| P32 | F/21 | TLE | 10.5 | 10.2 | 3.98 | 4.2 | 8200 | 8123 | 1.8 | 1.6 |
| P33 | F/28 | TLE | 11.5 | 12 | 4.2 | 4.1 | 6824 | 6700 | 1.2 | 1.5 |
| P34 | F/38 | TLE | 12.5 | 10.8 | 3.95 | 3.8 | 9500 | 9200 | 2.5 | 3.1 |
| P35 | M/42 | TLE | 11.5 | 12 | 4.2 | 4.1 | 5000 | 4000 | 2.8 | 2.4 |
| P36 | F/45 | TLE | 12.5 | 10.8 | 4.2 | 4.18 | 8000 | 7300 | 3.4 | 3.2 |
| P37 | F/32 | TLE | 11.5 | 12 | 3.2 | 3 | 5000 | 5000 | 2.2 | 2.4 |
| P38 | F/35 | TLE | 14 | 14 | 4.2 | 3.9 | 7000 | 7020 | 2.8 | 2.4 |
| P39 | M/34 | TLE | 12 | 12 | 4 | 3.8 | 5000 | 4000 | 2.4 | 2 |
| P40 | F/48 | TLE | 14 | 13 | 4 | 3.9 | 5000 | 4800 | 2.8 | 2.4 |
| P41 | F/32 | TLE | 12 | 11 | 3.91 | 3.8 | 6300 | 6100 | 1.4 | 1.3 |
| P42 | M/87 | TLE | 14 | 12 | 4.8 | 3.9 | 7000 | 6000 | 1.2 | 1 |
| P43 | F/38 | TLE | 12.2 | 11.8 | 3.95 | 3.8 | 6100 | 6400 | 2.4 | 2.35 |

| | | | | | | | | | | |
|---|---|---|---|---|---|---|---|---|---|---|
| P44 | F/38 | TLE | 14 | 14 | 4.2 | 3.9 | 7000 | 6700 | 3.9 | 3.4 |
| P45 | M/41 | TLE | 12.8 | 12.6 | 5.5 | 5.2 | 10800 | 10500 | 3.6 | 1.5 |
| P46 | F/32 | TLE | 14 | 13 | 4.2 | 4.18 | 7800 | 7700 | 1.8 | 1.9 |
| P47 | M/53 | TLE | 14.5 | 14 | 4.8 | 4.3 | 5000 | 4800 | 2.2 | 1.9 |
| P48 | M/65 | TLE | 10.8 | 10.6 | 3.5 | 4 | 9850 | 9722 | 2 | 3.8 |

| S.NO | SEXO/IDADE | DROGA | CD4 | | RBS | |
|---|---|---|---|---|---|---|
| | | | I | F | I | F |
| P1 | M/30 | TLE | 300 | 280 | 70 | 110 |
| P2 | F/39 | TLE | 3.5 | 340 | 114 | 98 |
| P3 | F/30 | TLE | 325 | 380 | 85 | 98 |
| P4 | F/49 | TLE | 380 | 395 | 90 | 74 |
| P5 | M/40 | TLE | 390 | 410 | 78 | 89 |
| P6 | M/50 | TLE | 350 | 320 | 110 | 120 |
| P7 | M/60 | TLE | 300 | 320 | 130 | 128 |
| P8 | M/30 | TLE | 340 | 380 | 80 | 95 |
| P9 | M/60 | TLE | 330 | 310 | 70 | 66 |
| P10 | M/35 | TLE | 320 | 340 | 170 | 181 |
| P11 | M/26 | TLE | 320 | 310 | 70 | 72 |
| P12 | M/58 | TLE | 190 | 300 | 120 | 95 |
| P13 | M/40 | TLE | 280 | 320 | 70 | 120 |
| P 14 | M/30 | TLE | 330 | 390 | 118 | 139 |
| P15 | M/42 | TLE | 350 | 320 | 110 | 110 |
| P16 | M/32 | TLE | 330 | 390 | 95 | 108 |
| P17 | F/29 | TLE | 320 | 390 | 110 | 80 |

| P18 | F/50 | TLE | 350 | 300 | 90 | 85 |
|---|---|---|---|---|---|---|
| P19 | F/35 | TLE | 350 | 310 | 120 | 138 |
| P2O | F/23 | TLE | 300 | 320 | 110 | 120 |
| P21 | M/55 | TLE | 195 | 350 | 85 | 97 |
| P22 | F/55 | TLE | 350 | 340 | 100 | 78 |
| P23 | M/30 | TLE | 350 | 320 | 90 | 85 |
| P24 | M/40 | TLE | 350 | 370 | 90 | 83 |
| P25 | F/35 | TLE | 350 | 280 | 90 | 120 |
| P26 | F/53 | TLE | 350 | 320 | 128 | 130 |
| P27 | F/49 | TLE | 330 | 385 | 90 | 76 |
| P28 | M/27 | TLE | 300 | 320 | 70 | 60 |
| P29 | M/28 | TLE | 300 | 320 | 80 | 77 |
| P30 | M/40 | TLE | 320 | 350 | 105 | 91 |
| P31 | F/38 | TLE | 210 | 289 | 95 | 84 |
| P32 | F/21 | TLE | 300 | 320 | 70 | 120 |
| P33 | F/28 | TLE | 300 | 330 | 120 | 130 |
| P34 | F/38 | TLE | 230 | 320 | 103 | 83 |
| P35 | M/42 | TLE | 320 | 340 | 79 | 76 |
| P36 | F/45 | TLE | 307 | 385 | 95 | 79 |
| P37 | F/32 | TLE | 320 | 330 | 90 | 86 |
| P38 | F/35 | TLE | 350 | 300 | 102 | 100 |
| P39 | M/34 | TLE | 320 | 350 | 74 | 72 |
| P40 | F/48 | TLE | 320 | 350 | 70 | 110 |
| P41 | F/32 | TLE | 350 | 380 | 110 | 100 |
| P42 | M/87 | TLE | 320 | 350 | 90 | 86 |

| P43 | F/38 | TLE | 350 | 330 | 80 | 77 |
|---|---|---|---|---|---|---|
| P44 | F/38 | TLE | 350 | 340 | 170 | 160 |
| P45 | M/41 | TLE | 320 | 380 | 110 | 126 |
| P46 | F/32 | TLE | 210 | 253 | 85 | 85 |
| P47 | M/53 | TLE | 320 | 390 | 124 | 121 |
| P48 | M/65 | TLE | 380 | 320 | 95 | 95 |

| **S.NO** | **SEXO/IDADE** | **DROGA** | **TC** | | **TG** | | **VLDL** | | **LDL** | | **HDL** | |
|---|---|---|---|---|---|---|---|---|---|---|---|---|
| | | | **I** | **F** | **I** | **F** | **I** | **F** | **I** | **F** | **I** | **F** |
| P1 | M/30 | TLE | 270 | 410 | 150 | 220 | 30 | 24 | 70 | 80 | 42 | 44 |
| P2 | F/39 | TLE | 189 | 169 | 58 | 35 | 34 | 29 | 112 | 105 | 42 | 35 |
| P3 | F/30 | TLE | 205 | 169 | 142 | 143 | 31 | 29 | 111 | 105 | 38 | 35 |
| P4 | F/49 | TLE | 180 | 210 | 150 | 105 | 35 | 21 | 50 | 86 | 45 | 32 |
| P5 | M/40 | TLE | 160 | 120 | 130 | 118 | 35 | 24 | 78 | 69 | 35 | 27 |
| P6 | M/50 | TLE | 130 | 145 | 160 | 180 | 20 | 49 | 80 | 70 | 50 | 70 |
| P7 | M/60 | TLE | 130 | 147 | 120 | 118 | 32 | 36 | 100 | 105 | 50 | 58 |
| P8 | M/30 | TLE | 120 | 305 | 120 | 110 | 24 | 19 | 80 | 93 | 52 | 48 |
| P9 | M/60 | TLE | 190 | 295 | 130 | 137 | 30 | 22 | 80 | 86 | 70 | 73 |
| P10 | M/35 | TLE | 150 | 178 | 140 | 142 | 40 | 36 | 70 | 88 | 50 | 49 |

| | | | | | | | | | | | | |
|---|---|---|---|---|---|---|---|---|---|---|---|---|
| P11 | M/26 | TLE | 280 | 270 | 130 | 147 | 20 | 15 | 70 | 90 | 60 | 50 |
| P12 | M/58 | TLE | 140 | 183 | 120 | 97 | 42 | 19 | 105 | 121 | 63 | 43 |
| P13 | M/40 | TLE | 210 | 180 | 110 | 170 | 30 | 10 | 60 | 50 | 50 | 70 |
| P 14 | M/30 | TLE | 145 | 200 | 160 | 171 | 36 | 32 | 92 | 75 | 70 | 58 |
| P15 | M/42 | TLE | 140 | 250 | 130 | 120 | 30 | 20 | 70 | 80 | 50 | 60 |
| P16 | M/32 | TLE | 238 | 320 | 120 | 150 | 32 | 29 | 102 | 89 | 68 | 55 |
| P17 | F/29 | TLE | 230 | 450 | 115 | 137 | 30 | 32 | 95 | 87 | 75 | 83 |
| P18 | F/50 | TLE | 164 | 300 | 120 | 110 | 20 | 22 | 78 | 78 | 70 | 71 |
| P19 | F/35 | TLE | 165 | 270 | 170 | 198 | 35 | 30 | 80 | 68 | 50 | 42 |
| P2O | F/23 | TLE | 110 | 280 | 170 | 180 | 30 | 27 | 80 | 90 | 34 | 69 |
| P21 | M/55 | TLE | 145 | 240 | 130 | 170 | 35 | 46 | 153 | 116 | 58 | 30 |
| P22 | F/55 | TLE | 220 | 320 | 119 | 120 | 30 | 28 | 108 | 110 | 70 | 72 |
| P23 | M/30 | TLE | 110 | 250 | 59 | 68 | 37 | 38 | 80 | 89 | 82 | 92 |
| P24 | M/40 | TLE | 160 | 220 | 180 | 194 | 20 | 14 | 60 | 71 | 45 | 44 |
| P25 | F/35 | TLE | 170 | 100 | 180 | 210 | 30 | 40 | 70 | 72 | 42 | 49 |
| P26 | F/53 | TLE | 198 | 292 | 100 | 180 | 38 | 34 | 180 | 140 | 35 | 68 |
| P27 | F/49 | TLE | 140 | 112 | 150 | 91 | 35 | 22 | 63 | 43 | 36 | 26 |

| | | | | | | | | | | | | |
|---|---|---|---|---|---|---|---|---|---|---|---|---|
| P28 | M/27 | TLE | 100 | 91 | 70 | 64 | 15 | 13 | 40 | 44 | 40 | 34 |
| P29 | M/28 | TLE | 189 | 175 | 120 | 114 | 20 | 19 | 110 | 95 | 40 | 42 |
| P30 | M/40 | TLE | 150 | 167 | 155 | 170 | 35 | 15 | 104 | 79 | 52 | 42 |
| P31 | F/38 | TLE | 210 | 180 | 128 | 165 | 21 | 27 | 50 | 69 | 75 | 69 |
| P32 | F/21 | TLE | 110 | 180 | 180 | 210 | 40 | 35 | 32 | 38 | 42 | 44 |
| P33 | M/28 | TLE | 120 | 170 | 170 | 240 | 30 | 40 | 120 | 140 | 52 | 44 |
| P34 | F/38 | TLE | 182 | 62 | 201 | 309 | 40 | 10 | 116 | 79 | 30 | 23 |
| P35 | M/42 | TLE | 104 | 97 | 108 | 120 | 21 | 18 | 102 | 92 | 42 | 32 |
| P36 | F/45 | TLE | 201 | 178 | 132 | 118 | 28 | 19 | 69 | 95 | 65 | 49 |
| P37 | F/32 | TLE | 170 | 162 | 100 | 108 | 30 | 21 | 90 | 86 | 45 | 42 |
| P38 | F/35 | TLE | 109 | 91 | 100 | 104 | 30 | 22 | 80 | 82 | 44 | 42 |
| P39 | M/34 | TLE | 100 | 86 | 110 | 114 | 20 | 18 | 95 | 90 | 50 | 47 |
| P40 | F/48 | TLE | 180 | 170 | 130 | 170 | 30 | 32 | 72 | 70 | 35 | 42 |
| P41 | F/32 | TLE | 170 | 165 | 110 | 117 | 30 | 22 | 62 | 59 | 43 | 44 |
| P42 | M/87 | TLE | 200 | 211 | 120 | 124 | 30 | 24 | 60 | 58 | 45 | 44 |
| P43 | F/38 | TLE | 250 | 245 | 102 | 105 | 40 | 41 | 80 | 78 | 40 | 35 |
| P44 | F/38 | TLE | 220 | 192 | 140 | 154 | 22 | 31 | 112 | 104 | 47 | 58 |

| P45 | M/41 | TLE | 186 | 161 | 78 | 100 | 28 | 20 | 88 | 108 | 53 | 33 |
|---|---|---|---|---|---|---|---|---|---|---|---|---|
| P46 | F/32 | TLE | 160 | 110 | 190 | 210 | 35 | 40 | 70 | 68 | 40 | 36 |
| P47 | M/53 | TLE | 210 | 188 | 142 | 104 | 25 | 19 | 69 | 89 | 65 | 43 |
| P48 | M/65 | TLE | 195 | 182 | 120 | 112 | 28 | 15 | 110 | 91 | 40 | 35 |

| S.NO | SEXO/IDADE | DROGA | SGOT | | SGPT | | ALP | | TB | | IB | | BD | |
|---|---|---|---|---|---|---|---|---|---|---|---|---|---|---|
| | | | I | F | I | F | I | F | I | F | I | F | I | F |
| P1 | M/30 | TLE | 36 | 49 | 38 | 120 | 139 | 142 | 0.8 | 1.2 | 0.1 | 0.2 | 0.2 | 0.8 |
| P2 | F/39 | TLE | 21 | 24 | 11 | 13 | 121 | 130 | 0.5 | 0.5 | 0.1 | 0.2 | 0.7 | 0.1 |
| P3 | F/30 | TLE | 22 | 24 | 7.8 | 13 | 138 | 130 | 0.9 | 0.5 | 0.6 | 0.1 | 0.6 | 0.3 |
| P4 | F/49 | TLE | 32 | 41 | 28 | 40 | 157 | 325 | 0.7 | 0.4 | 0.4 | 0.1 | 1.5 | 0.3 |
| P5 | M/40 | TLE | 38 | 36 | 35 | 32 | 101 | 109 | 0.5 | 0.5 | 0.8 | 0.9 | 0.3 | 0.4 |
| P6 | M/50 | TLE | 38 | 42 | 36 | 40 | 148 | 143 | 0.5 | 0.8 | 0.2 | 1.6 | 0.8 | 1 |
| P7 | M/60 | TLE | 38 | 32 | 38 | 34 | 142 | 189 | 1.1 | 0.5 | 0.7 | 0.1 | 0.8 | 0.2 |
| P8 | M/30 | TLE | 38 | 45 | 38 | 39 | 142 | 135 | 1 | 0.5 | 0.2 | 0.1 | 0.9 | 0.3 |
| P9 | M/60 | TLE | 38 | 35 | 36 | 36 | 210 | 310 | 0.5 | 0.3 | 0.8 | 2 | 0.2 | 0.2 |
| P10 | M/35 | TLE | 36 | 29 | 32 | 42 | 150 | 187 | 0.5 | 0.2 | 0.2 | 0.1 | 0.2 | 0.3 |
| P11 | M/26 | TLE | 36 | 34 | 34 | 38 | 130 | 121 | 0.5 | 0.2 | 0.4 | 10 | 0.4 | 0.1 |
| P12 | M/58 | TLE | 36 | 357 | 26 | 241 | 110 | 104 | 0.8 | 1.5 | 2.9 | 15 | 0.1 | 0.5 |
| P13 | M/40 | TLE | 38 | 47 | 42 | 82 | 142 | 138 | 0.2 | 1.1 | 0.1 | 0.1 | 0.8 | 1.2 |
| P14 | M/30 | TLE | 36 | 42 | 31 | 40 | 142 | 195 | 0.7 | 0.4 | 1 | 1.9 | 0.1 | 0.2 |
| P15 | M/42 | TLE | 38 | 32 | 34 | 39 | 132 | 142 | 0.4 | 0.1 | 0.2 | 0.7 | 0.1 | 0.1 |
| P16 | M/32 | TLE | 28 | 34 | 24 | 36 | 38 | 36 | 0.5 | 0.3 | 0.1 | 0.2 | 0.5 | 0.4 |
| P17 | F/29 | TLE | 36 | 45 | 38 | 52 | 142 | 160 | 0.6 | 0.3 | 0.4 | 0.2 | 0.8 | 0.2 |
| P18 | F/50 | TLE | 32 | 30 | 36 | 35 | 140 | 139 | 0.4 | 0.4 | 1 | 1.2 | 0.2 | 0.1 |
| P19 | F/35 | TLE | 32 | 49 | 10 | 55 | 102 | 112 | 0.4 | 0.2 | 0.8 | 1.2 | 2 | 1.8 |

| P2O | F/23 | TLE | 38 | 32 | 28 | 38 | 142 | 138 | 0.8 | 0.7 | 1 | 38 | 0.8 | 1.2 |
|---|---|---|---|---|---|---|---|---|---|---|---|---|---|---|
| P21 | M/55 | TLE | 14 | 4.3 | 10 | 8.1 | 132 | 100 | 1 | 0.6 | 0.09 | 0.1 | 3.2 | 4.29 |
| P22 | F/55 | TLE | 30 | 30 | 28 | 32 | 200 | 210 | 0.3 | 0.9 | 0.1 | 0.2 | 1 | 0.1 |
| P23 | M/30 | TLE | 28 | 32 | 36 | 34 | 160 | 168 | 0.2 | 0.2 | 0.4 | 0.2 | 1 | 0.1 |
| P24 | M/40 | TLE | 30 | 30 | 30 | 21 | 140 | 131 | 0.5 | 0.01 | 1 | 1.8 | 0.2 | 0.1 |
| P25 | F/35 | TLE | 38 | 68 | 34 | 59 | 128 | 132 | 0.8 | 1.2 | 0.1 | 2 | 0.2 | 0.4 |
| P26 | F/53 | TLE | 34 | 38 | 20 | 142 | 118 | 122 | 0.4 | 0.1 | 0.6 | 0.7 | 2 | 1.9 |
| P27 | F/49 | TLE | 36 | 34 | 28 | 29 | 52 | 142 | 0.9 | 0.2 | 0.2 | 0.2 | 1.5 | 0.1 |
| P28 | M/27 | TLE | 38 | 52 | 28 | 19 | 120 | 101 | 0.6 | 0.2 | 0.2 | 0.2 | 0.7 | 0.1 |
| P29 | M/28 | TLE | 20 | 19 | 28 | 28 | 149 | 198 | 0.5 | 0.6 | 0.1 | 0.2 | 0.4 | 0.1 |
| P30 | M/40 | TLE | 19 | 29 | 15 | 22 | 137 | 121 | 0.5 | 0.8 | 0.1 | 0.1 | 0.3 | 0.3 |
| P31 | F/38 | TLE | 26 | 34 | 21 | 36 | 120 | 129 | 0.5 | 0.2 | 0.9 | 2.8 | 0.5 | 0.1 |
| P32 | F/21 | TLE | 38 | 52 | 36 | 49 | 142 | 152 | 0.8 | 1 | 1.2 | 10 | 0.9 | 1.2 |
| P33 | F/28 | TLE | 38 | 62 | 38 | 92 | 132 | 142 | 0.8 | 1.2 | 0.1 | 1 | 0.2 | 0.4 |
| P34 | F/38 | TLE | 26 | 34 | 25 | 48 | 104 | 131 | 1.5 | 0.7 | 1.5 | 15 | 0.5 | 0.3 |
| P35 | M/42 | TLE | 35 | 39 | 38 | 44 | 133 | 198 | 0.8 | 0.3 | 0.1 | 0.5 | 0.5 | 0.2 |
| P36 | F/45 | TLE | 24 | 22 | 18 | 23 | 135 | 194 | 0.5 | 0.3 | 0.2 | 0.1 | 0.8 | 0.2 |
| P37 | F/32 | TLE | 31 | 31 | 34 | 30 | 130 | 121 | 0.5 | 0.3 | 0.4 | 0.1 | 2 | 0.1 |
| P38 | F/35 | TLE | 39 | 33 | 36 | 28 | 140 | 130 | 0.5 | 0.2 | 0.9 | 0.2 | 0.3 | 0.2 |
| P39 | M/34 | TLE | 37 | 33 | 34 | 28 | 200 | 210 | 0.5 | 0.6 | 0.8 | 14 | 1 | 0.4 |
| P40 | F/48 | TLE | 36 | 52 | 38 | 92 | 132 | 135 | 0.2 | 0.7 | 0.4 | 0.1 | 0.8 | 1.2 |
| P41 | F/32 | TLE | 31 | 31 | 30 | 29 | 130 | 131 | 0.7 | 0.6 | 1.9 | 11.5 | 0.4 | 0.4 |
| P42 | M/87 | TLE | 28 | 26 | 36 | 25 | 100 | 96 | 0.9 | 0.6 | 0.1 | 0.2 | 0.2 | 0.4 |
| P43 | F/38 | TLE | 39 | 42 | 28 | 47 | 220 | 230 | 0.3 | 0.4 | 0.1 | 0.2 | 0.4 | 0.2 |
| P44 | F/38 | TLE | 36 | 38 | 34 | 39 | 140 | 138 | 0.2 | 0.3 | 1 | 23 | 0.2 | 0.1 |
| P45 | M/41 | TLE | 27 | 15 | 35 | 100 | 135 | 128 | 0.8 | 0.5 | 1 | 1.7 | 0.5 | 0.4 |
| P46 | F/32 | TLE | 35 | 31 | 41 | 40 | 118 | 132 | 0.9 | 1 | 0.1 | 0.5 | 0.1 | 0.1 |
| P47 | M/53 | TLE | 23 | 27 | 19 | 24 | 135 | 149 | 0.3 | 0.1 | 0.1 | 0.2 | 0.8 | 0.4 |
| P48 | M/65 | TLE | 21 | 25 | 28 | 28 | 138 | 143 | 0.3 | 0.2 | 1.2 | 1.2 | 0.4 | 0.2 |

| S.NO | SEXO/IDADE | DROGA | SR.CREAT | | BL.UREA | |
|---|---|---|---|---|---|---|
| | | | I | F | I | F |
| P1 | M/30 | TLE | 1.2 | 2.2 | 40 | 59 |
| P2 | F/39 | TLE | 0.6 | 0.8 | 10 | 12 |
| P3 | F/30 | TLE | 0.6 | 0.8 | 10.5 | 12 |
| P4 | F/49 | TLE | 0.9 | 0.5 | 20 | 16 |
| P5 | M/40 | TLE | 0.9 | 1 | 22 | 18 |
| P6 | M/50 | TLE | 0.8 | 1.2 | 30 | 28 |
| P7 | M/60 | TLE | 1 | 1.1 | 22 | 27 |
| P8 | M/30 | TLE | 0.8 | 0.6 | 20 | 11 |
| P9 | M/60 | TLE | 1 | 0.8 | 20 | 17 |
| P10 | M/35 | TLE | 1.2 | 1.1 | 36 | 33 |
| P11 | M/26 | TLE | 1.2 | 1 | 24 | 21 |
| P12 | M/58 | TLE | 0.6 | 0.8 | 18 | 20 |
| P13 | M/40 | TLE | 1.2 | 2.1 | 40 | 52 |
| P 14 | M/30 | TLE | 0.8 | 1.1 | 18 | 22 |
| P15 | M/42 | TLE | 1.2 | 1.2 | 30 | 20 |
| P16 | M/32 | TLE | 0.7 | 1.1 | 30 | 21 |
| P17 | F/29 | TLE | 0.6 | 1 | 21 | 24 |
| P18 | F/50 | TLE | 0.8 | 1 | 35 | 34 |
| P19 | F/35 | TLE | 0.6 | 1.8 | 20 | 25 |
| P2O | F/23 | TLE | 1.2 | 0.9 | 30 | 35 |
| P21 | M/55 | TLE | 0.7 | 1 | 18 | 23 |
| P22 | F/55 | TLE | 0.9 | 1 | 10 | 15 |

| | | | | | | |
|---|---|---|---|---|---|---|
| P23 | M/30 | TLE | 0.6 | 0.9 | 10 | 12 |
| P24 | M/40 | TLE | 1 | 1.2 | 30 | 24 |
| P25 | F/35 | TLE | 0.9 | 1.4 | 40 | 60 |
| P26 | F/53 | TLE | 0.5 | 0.8 | 40 | 49 |
| P27 | F/49 | TLE | 0.9 | 0.4 | 12 | 13 |
| P28 | M/27 | TLE | 1.1 | 1.1 | 30 | 26 |
| P29 | M/28 | TLE | 1 | 0.9 | 20 | 16 |
| p30 | M/40 | TLE | 0.9 | 1.2 | 30 | 22 |
| P31 | F/38 | TLE | 0.5 | 0.8 | 15 | 17 |
| P32 | F/21 | TLE | 0.8 | 1.8 | 40 | 70 |
| P33 | F/28 | TLE | 1.2 | 1.9 | 10 | 40 |
| P34 | F/38 | TLE | 0.6 | 1.4 | 10 | 10 |
| P35 | M/42 | TLE | 1.1 | 1.4 | 29 | 31 |
| P36 | F/45 | TLE | 0.6 | 0.9 | 12 | 18 |
| P37 | F/32 | TLE | 1 | 0.9 | 35 | 20 |
| P38 | F/35 | TLE | 1.2 | 0.9 | 30 | 26 |
| P39 | M/34 | TLE | 1.2 | 0.8 | 25 | 17 |
| P40 | F/48 | TLE | 1.2 | 2.9 | 30 | 40 |
| P41 | F/32 | TLE | 1 | 0.9 | 20 | 17 |
| P42 | M/87 | TLE | 1 | 0.9 | 12 | 16 |
| P43 | F/38 | TLE | 0.7 | 0.8 | 10 | 17 |
| P44 | F/38 | TLE | 0.9 | 1 | 20 | 30 |
| P45 | M/41 | TLE | 0.6 | 1 | 12 | 17 |
| P46 | F/32 | TLE | 0.6 | 0.9 | 40 | 38 |

| | | | | | | |
|---|---|---|---|---|---|---|
| P47 | M/53 | TLE | 0.7 | 0.9 | 12 | 14 |
| P48 | M/65 | TLE | 1 | 0.7 | 30 | 21 |

| S.NO | SEXO/IDADE | DROGA | HB | | RBC | | WBC | | PLACAS | |
|---|---|---|---|---|---|---|---|---|---|---|
| | | | INICIAL | FINAL | INICIAL | FINAL | INICIAL | FINAL | INICIAL | FINAL |
| P1 | F/30 | ZLN | 14 | 11 | 3.9 | 4.28 | 4500 | 4680 | 3 | 2 |
| P2 | M/72 | ZLN | 12 | 12 | 4.2 | 4 | 7000 | 5000 | 3.2 | 2.4 |
| P3 | M/72 | ZLN | 15 | 14 | 3.8 | 3.2 | 7000 | 6900 | 3.2 | 2.8 |
| P4 | F/38 | ZLN | 10.3 | 9 | 4.95 | 4.6 | 8900 | 8450 | 3.3 | 2.5 |
| P5 | F/42 | ZLN | 14 | 10 | 3.8 | 3.7 | 7000 | 6490 | 3.2 | 2.9 |
| P6 | M/31 | ZLN | 15.8 | 12 | 4.7 | 3.89 | 7300 | 6900 | 2.9 | 2.7 |
| P7 | F/32 | ZLN | 8 | 10 | 3.91 | 3.89 | 5565 | 5460 | 3 | 2.9 |
| P8 | M/42 | ZLN | 12 | 8 | 4.9 | 3.8 | 10800 | 10850 | 1.9 | 2.2 |
| P9 | M/24 | ZLN | 13 | 10 | 3.9 | 4.2 | 9080 | 9095 | 3 | 2.7 |
| P10 | M/32 | ZLN | 13 | 11.5 | 4.9 | 4.2 | 8900 | 8890 | 3 | 2.8 |
| P11 | M/35 | ZLN | 14 | 9.5 | 3.8 | 3.7 | 4000 | 3500 | 3.2 | 2.8 |
| P12 | F/35 | ZLN | 14 | 11 | 3.5 | 3.9 | 5520 | 5540 | 3 | 2.8 |
| P13 | F/30 | ZLN | 13 | 12 | 4.8 | 3.9 | 8950 | 8950 | 3 | 2 |
| P14 | F/30 | ZLN | 15 | 12 | 5.4 | 5.2 | 8955 | 8985 | 2 | 1.9 |
| P15 | F/35 | ZLN | 10 | 12 | 4.5 | 4.2 | 7550 | 7530 | 3.8 | 4.2 |
| P16 | F/55 | ZLN | 13 | 10.5 | 4.2 | 4.8 | 8950 | 8940 | 3 | 2 |
| P17 | M/30 | ZLN | 11 | 12 | 3.8 | 3.2 | 4670 | 4680 | 2.5 | 2.7 |

| | | | | | | | | | | |
|---|---|---|---|---|---|---|---|---|---|---|
| P18 | M./72 | ZLN | 14 | 10 | 3.5 | 3.1 | 8890 | 8980 | 2.8 | 2.4 |
| P19 | M/49 | ZLN | 12 | 13 | 5.6 | 5.4 | 5380 | 5390 | 3 | 3.8 |
| P20 | M/50 | ZLN | 12 | 14 | 4.8 | 4.2 | 6980 | 6890 | 2 | 2.9 |
| P21 | F/81 | ZLN | 11.2 | 10.8 | 4.1 | 4.2 | 10600 | 10500 | 2.45 | 1.91 |
| P22 | F/31 | ZLN | 12 | 10.5 | 3.95 | 3.81 | 6900 | 6200 | 3.2 | 3 |

| S.NO | SEXO/IDADE | DROGA | CD4 | | BLOODSUGAR | |
|---|---|---|---|---|---|---|
| | | | INICIAL | FINAL | INICIAL | FINAL |
| P1 | F/30 | ZLN | 350 | 320 | 110 | 120 |
| P2 | M/72 | ZLN | 320 | 300 | 110 | 120 |
| P3 | M/72 | ZLN | 350 | 300 | 180 | 210 |
| P4 | F/38 | ZLN | 340 | 490 | 95 | 82 |
| P5 | F/42 | ZLN | 350 | 370 | 110 | 120 |
| P6 | M/31 | ZLN | 280 | 320 | 108 | 82 |
| P7 | F/32 | ZLN | 350 | 320 | 80 | 87 |
| P8 | M/42 | ZLN | 350 | 358 | 179 | 188 |
| P9 | M/24 | ZLN | 350 | 330 | 175 | 179 |
| P10 | M/32 | ZLN | 350 | 350 | 150 | 148 |
| P11 | M/35 | ZLN | 300 | 320 | 70 | 140 |
| P12 | F/35 | ZLN | 389 | 392 | 140 | 138 |
| P13 | F/30 | ZLN | 350 | 350 | 110 | 115 |
| P14 | F/30 | ZLN | 350 | 340 | 155 | 154 |
| P15 | F/35 | ZLN | 370 | 350 | 175 | 175 |

| P16 | F/55 | ZLN | 388 | 395 | 140 | 138 |
|---|---|---|---|---|---|---|
| P17 | M/30 | ZLN | 350 | 340 | 112 | 118 |
| P18 | M/72 | ZLN | 350 | 350 | 124 | 120 |
| P19 | M/49 | ZLN | 350 | 320 | 145 | 143 |
| P20 | M/50 | ZLN | 350 | 400 | 120 | 128 |
| P21 | F/81 | ZLN | 215 | 345 | 92 | 87 |
| P22 | F/31 | ZLN | 325 | 384 | 110 | 131 |

| S.NO | SEXO/IDADE | DROGA | TC | | TG | | VLDL | | LDL | | HDL | |
|---|---|---|---|---|---|---|---|---|---|---|---|---|
| | | | INICIAL | FINAL | INICIAL | FINAL | INICIAL | FINAL | INICIAL | FINAL | INICIAL | FINAL |
| P1 | F/30 | ZLN | 157 | 153 | 118 | 418 | 80 | 85 | 34 | 41 | 48 | 54 |
| P2 | M/72 | ZLN | 140 | 110 | 170 | 210 | 20 | 30 | 120 | 130 | 50 | 63 |
| P3 | M/72 | ZLN | 240 | 230 | 170 | 210 | 22 | 14 | 120 | 110 | 61 | 75 |
| P4 | F/38 | ZLN | 157 | 162 | 88 | 104 | 30 | 20 | 98 | 71 | 55 | 68 |
| P5 | F/42 | ZLN | 210 | 200 | 160 | 170 | 98 | 70 | 110 | 130 | 34 | 52 |
| P6 | M/31 | ZLN | 142 | 136 | 152 | 310 | 21 | 35 | 68 | 35 | 42 | 65 |
| P7 | F/32 | ZLN | 152 | 130 | 123 | 125 | 8 | 22 | 101 | 112 | 55 | 58 |
| P8 | M/42 | ZLN | 150 | 135 | 158 | 160 | 35 | 42 | 120 | 105 | 60 | 72 |
| P9 | M/24 | ZLN | 240 | 230 | 160 | 330 | 38 | 51 | 165 | 142 | 27 | 43 |
| P10 | M/32 | ZLN | 180 | 165 | 168 | 210 | 50 | 35 | 88 | 105 | 35 | 51 |
| P11 | M/35 | ZLN | 220 | 130 | 140 | 218 | 20 | 35 | 120 | 150 | 38 | 45 |
| P12 | F/35 | ZLN | 178 | 165 | 152 | 350 | 38 | 51 | 90 | 98 | 50 | 72 |
| P13 | F/30 | ZLN | 148 | 132 | 158 | 154 | 28 | 37 | 165 | 153 | 35 | 42 |

| | | | | | | | | | | | | |
|---|---|---|---|---|---|---|---|---|---|---|---|---|
| P14 | F/30 | ZLN | 112 | 130 | 154 | 270 | 35 | 53 | 100 | 125 | 70 | 45 |
| P15 | F/35 | ZLN | 145 | 157 | 160 | 310 | 25 | 32 | 105 | 110 | 30 | 31 |
| P16 | F/55 | ZLN | 170 | 130 | 38 | 35 | 22 | 28 | 95 | 113 | 45 | 65 |
| P17 | M/30 | ZLN | 140 | 120 | 162 | 160 | 32 | 32 | 85 | 94 | 74 | 82 |
| P18 | M./72 | ZLN | 130 | 120 | 158 | 154 | 10 | 18 | 100 | 115 | 48 | 65 |
| P19 | M/49 | ZLN | 180 | 155 | 165 | 165 | 25 | 42 | 90 | 83 | 55 | 59 |
| P20 | M/50 | ZLN | 240 | 210 | 98 | 95 | 42 | 21 | 88 | 80 | 35 | 48 |
| P21 | F/81 | ZLN | 110 | 180 | 170 | 309 | 40 | 54 | 105 | 93 | 52 | 35 |
| P22 | F/31 | ZLN | 180 | 130 | 184 | 227 | 20 | 30 | 60 | 45 | 36 | 48 |

| S. N O | SEXO/IDADE | DROGA | SGOT | | SGPT | | ALP | | TB | | IB | | BD | |
|---|---|---|---|---|---|---|---|---|---|---|---|---|---|---|
| | | | INICIAL | FINAL | INICIAL | FINAL | INICIAL | FINAL | INICIAL | FINAL | INICIAL | FINAL | INICIAL | FINAL |
| P1 | F/30 | ZLN | 36 | 38 | 36 | 32 | 140 | 138 | 0.4 | 0.2 | 0.7 | 0.8 | 2 | 1.8 |
| P2 | M/72 | ZLN | 36 | 24 | 30 | 92 | 132 | 182 | 0.8 | 0.8 | 0.2 | 0.8 | 1.5 | 2.1 |
| P3 | M/72 | ZLN | 45 | 51 | 38 | 45 | 141 | 152 | 0.4 | 0.2 | 1.2 | 1.8 | 0.8 | 1.5 |
| P4 | F/38 | ZLN | 18 | 23 | 21 | 38 | 110 | 132 | 0.8 | 0.2 | 0.1 | 0.5 | 0.1 | 0.6 |
| P5 | F/42 | ZLN | 38 | 45 | 38 | 43 | 132 | 138 | 0.4 | 0.2 | 1.2 | 3.5 | 0.4 | 1.1 |
| P6 | M/31 | ZLN | 25 | 38 | 35 | 56 | 124 | 135 | 0.3 | 0.1 | 1.5 | 2 | 2.1 | 0.8 |
| P7 | F/32 | ZLN | 32 | 42 | 30 | 45 | 240 | 250 | 0.6 | 0.8 | 0.1 | 0.8 | 0.3 | 1.2 |
| P8 | M/42 | ZLN | 23 | 32 | 25 | 23 | 38 | 41 | 0.4 | 2.1 | 1.1 | 1.4 | 1.8 | 2 |
| P9 | M/24 | ZLN | 45 | 58 | 34 | 28 | 48 | 62 | 0.4 | 0.7 | 2.3 | 2.7 | 2 | 1.7 |
| P10 | M/32 | ZLN | 48 | 48 | 22 | 45 | 100 | 125 | 0.1 | 1.2 | 2.1 | 2.4 | 1.4 | 2 |

| | | | | | | | | | | | | | | |
|---|---|---|---|---|---|---|---|---|---|---|---|---|---|---|
| P11 | M/35 | ZLN | 28 | 59 | 32 | 83 | 140 | 148 | 0.5 | 2 | 1.2 | 3.9 | 0.4 | 0.2 |
| P12 | F/35 | ZLN | 28 | 22 | 42 | 35 | 132 | 121 | 0.1 | 0.4 | 0.1 | 0.5 | 2.4 | 2.1 |
| P13 | F/30 | ZLN | 53 | 55 | 35 | 35 | 108 | 115 | 0.8 | 0.8 | 0.5 | 2.7 | 2.8 | 2.4 |
| P14 | F/30 | ZLN | 42 | 35 | 42 | 50 | 95 | 65 | 0.5 | 1.4 | 0.1 | 1.1 | 2 | 1.9 |
| P15 | F/35 | ZLN | 28 | 31 | 32 | 28 | 140 | 135 | 0.7 | 0.7 | 1 | 1.2 | 2 | 2.4 |
| P16 | F/55 | ZLN | 21 | 34 | 25 | 31 | 128 | 117 | 0.1 | 0.4 | 0.1 | 0.6 | 1.2 | 1.5 |
| P17 | M/30 | ZLN | 40 | 48 | 35 | 38 | 85 | 80 | 0.5 | 1.1 | 1 | 1.8 | 2 | 1 |
| P18 | M./72 | ZLN | 38 | 38 | 48 | 32 | 50 | 58 | 0.2 | 0.8 | 1.4 | 2.1 | 2 | 1.8 |
| P19 | M/49 | ZLN | 22 | 34 | 55 | 43 | 94 | 102 | 0.2 | 0.1 | 0.8 | 2.4 | 2.5 | 2.5 |
| P20 | M/50 | ZLN | 19 | 23 | 40 | 48 | 106 | 112 | 0.4 | 0.3 | 3.5 | 3 | 1.2 | 0.8 |
| P21 | F/81 | ZLN | 15 | 21 | 32 | 35 | 104 | 116 | 0.8 | 1.1 | 1.8 | 2.8 | 2 | 1.8 |
| P22 | F/31 | ZLN | 38 | 51 | 25 | 34 | 36 | 58 | 0.8 | 1 | 2.3 | 3.8 | 3.5 | 3.5 |

| S.NO | SEXO/IDADE | DROGA | CREATININA SÉRICA | | ÚREA SANGUÍNEA | |
|---|---|---|---|---|---|---|
| | | | INICIAL | FINAL | INICIAL | FINAL |
| P1 | F/30 | ZLN | 0.2 | 0.6 | 20 | 40 |
| P2 | M/72 | ZLN | 0.2 | 1.4 | 40 | 70 |
| P3 | M/72 | ZLN | 1.2 | 1.4 | 35 | 40 |
| P4 | F/38 | ZLN | 0.2 | 0.6 | 17 | 23 |
| P5 | F/42 | ZLN | 0.9 | 1.2 | 30 | 35 |
| P6 | M/31 | ZLN | 0.2 | 1.6 | 22 | 28 |
| P7 | F/32 | ZLN | 0.4 | 0.6 | 12 | 18 |
| P8 | M/42 | ZLN | 0.8 | 0.4 | 25 | 30 |

| | | | | | | |
|---|---|---|---|---|---|---|
| P9 | M/24 | ZLN | 0.8 | 1.1 | 40 | 45 |
| P10 | M/32 | ZLN | 0.2 | 0.8 | 48 | 35 |
| P11 | M/35 | ZLN | 0.8 | 0.2 | 15 | 20 |
| P12 | F/35 | ZLN | 0.2 | 0.5 | 34 | 38 |
| P13 | F/30 | ZLN | 1 | 0.6 | 35 | 32 |
| P14 | F/30 | ZLN | 0.8 | 0.5 | 28 | 25 |
| P15 | F/35 | ZLN | 1.2 | 0.9 | 35 | 38 |
| P16 | F/55 | ZLN | 0.2 | 0.4 | 24 | 18 |
| P17 | M/30 | ZLN | 0.2 | 0.4 | 28 | 22 |
| P18 | M/72 | ZLN | 0.8 | 0.8 | 25 | 35 |
| P19 | M/49 | ZLN | 0.5 | 0.2 | 28 | 18 |
| P20 | M/50 | ZLN | 0.4 | 0.9 | 23 | 10 |
| P21 | F/81 | ZLN | 0.5 | 1 | 15 | 22 |
| P22 | F/31 | ZLN | 0.2 | 0.8 | 30 | 23 |

## ESTUDO RETROSPECTIVO

| S.NO | IDADE/SEXO | DROGA | CD4 | |
|---|---|---|---|---|
| | | | INICIAL | FINAL |
| ART-1 | 36/M | TLE | 438 | 528 |
| ART2 | 29/F | TLE | 123 | 279 |
| ART3 | 21/F | TLE | 333 | 996 |
| ART4 | 25/M | TLE | 163 | 309 |
| ART5 | 21/M | TLE | 360 | 718 |
| ART6 | 41/F | TLLR | 318 | 416 |
| ART7 | 32/F | TLE | 270 | 356 |
| ART8 | 33/M | TLE | 392 | 546 |

| ART9 | 36/F | TLE | 406 | 451 |
|---|---|---|---|---|
| ART10 | 39/F | TLE | 694 | 446 |
| ART11 | 32/F | TLE | 439 | 427 |
| ART12 | 31/F | TLE | 132 | 264 |
| ART13 | 35/M | TLE | 677 | 514 |
| ART14 | 40/M | TLE | 582 | 622 |
| ART15 | 25/M | TLE | 455 | 343 |
| ART16 | 25/M | TLE | 490 | 583 |
| ART17 | 25/F | TLE | 186 | 313 |
| ART18 | 24/M | TLE | 557 | 683 |
| ART19 | 61/M | TLE | 875 | 909 |
| ART20 | 52/M | TLE | 546 | 368 |
| ART21 | 27/F | TLE | 814 | 249 |
| ART22 | 58/M | TLLR | 510 | 1083 |
| ART23 | 25/F | TLE | 918 | 243 |
| ART24 | 42/F | TLE | 310 | 814 |
| ART25 | 30/F | TLE | 667 | 262 |
| ART26 | 28/F | TLE | 601 | 554 |
| ART27 | 43/M | TLE | 682 | 762 |
| ART28 | 35/F | TLE | 174 | 608 |
| ART29 | 48/M | TLE | 372 | 430 |
| ART30 | 36/M | ZLN | 538 | 680 |
| ART31 | 46/F | TLE | 794 | 844 |
| ART32 | 36/F | TLE | 932 | 982 |
| ART33 | 35/F | TLLR | 639 | 557 |
| ART34 | 32/F | TLE | 396 | 403 |
| ART35 | 32/M | ZLN | 413 | 408 |
| ART36 | 35/F | TLE | 629 | 488 |
| ART37 | 40/F | TLE | 515 | 1059 |
| ART38 | 49/F | TLE | 405 | 368 |
| ART39 | 28/M | TLLR | 784 | 553 |

| ART40 | 28/F | ZLN | 604 | 384 |
|---|---|---|---|---|
| ART41 | 32/M | ZLN | 440 | 769 |
| ART42 | 30/M | TLE | 762 | 622 |
| ART43 | 35/M | TLE | 568 | 482 |
| ART44 | 42/M | ZLN | 550 | 791 |
| ART45 | 24/F | TLE | 656 | 719 |
| ART46 | 25/F | TLE | 469 | 383 |
| ART47 | 30/M | TLE | 492 | 992 |
| ART48 | 25/M | TLE | 453 | 318 |
| ART-49 | 35/F | TLE | 598 | 523 |
| ART50 | F/30 | TLE | 564 | 632 |
| ART51 | 41/M | TLE | 482 | 889 |
| ART52 | 22/F | TLE | 506 | 546 |
| ART53 | 41/M | TLE | 489 | 557 |
| ART54 | 25/F | ZLN | 703 | 521 |
| ART55 | 54/F | TLLR | 380 | 900 |

Tabela.4.1: Valores do teste t para o hemograma em indivíduos que utilizam a ELT

| TLE (TAMANHO DA AMOSTRA) | PARÂMETRO | INICIAL (MÉDIA±SEM) | FINAL (MÉDIA±SEM) | t VALOR | VALOR P |
|---|---|---|---|---|---|
| 48 | HB | 12.01±0.22 | 11.51±0.19 | 1.68 | 0.095 |
| 48 | RBC | 4.20±0.06 | 3.99±0.05 | 2.26 | 0.026* |
| 48 | WBC | 6714±281.8 | 6439±276.3 | 0.69 | 0.48 |
| 48 | PLACAS | 2.42±0.10 | 2.22±0.10 | 1.35 | 0.17 |

Todos os valores são expressos em MEAN±SEM (n=48) e, segundo critérios convencionais, (p<0,05)* é considerado estatisticamente significativo.

A Tabela 4.1 mostra que, como o valor p de RBC é <0,05(0,026*), há uma diferença significativa em RBC quando comparado com o valor inicial.

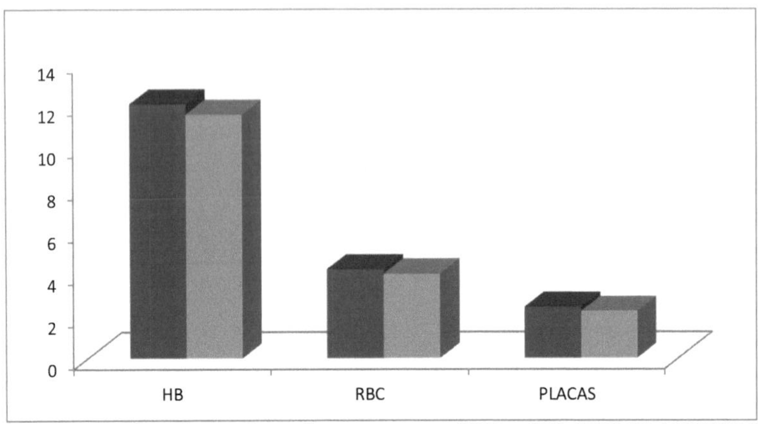


Gráfico 1a: Mostra o efeito da terapia medicamentosa com TLE na HB, RBC, PLAQUETAS

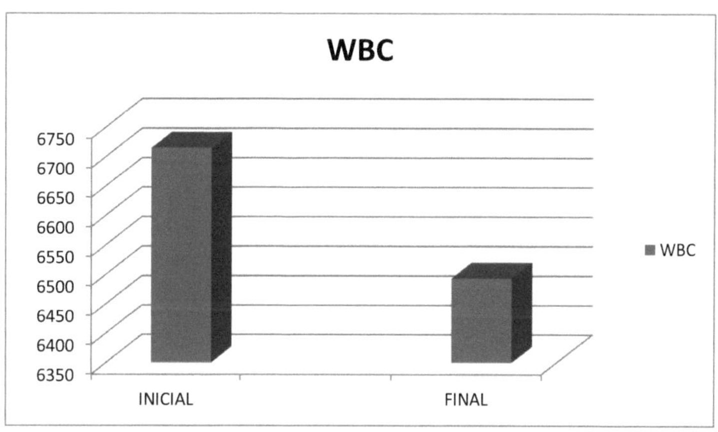


Gráfico 1b: Mostra o efeito da terapia medicamentosa da ELT sobre os leucócitos

Tabela 4.2 Valores do teste t para a contagem de CD4 e glicose no sangue em indivíduos que utilizam TLE

| TLE (TAMANHO DA AMOSTRA) | PARÂMETRO | INICIAL (MÉDIA±SEM) | FINAL (MÉDIA±SEM) | t VALOR | VALOR P |
|---|---|---|---|---|---|
| 48 | CONTAGEM DE CD4 | 311.1±9.18 | 338.3±5.14 | 2.58 | 0.0112* |
| 48 | RBS | 97.92±3.32 | 100.3±3.67 | 0.47 | 0.634 |

Todos os valores são expressos em MEAN±SEM (n=48) e, segundo critérios convencionais, (p<0,05)* é considerado estatisticamente significativo.

A Tabela 4.2 mostra que, como o valor p da contagem de CD4 é <0,05(0,0112*), existe uma diferença significativa na contagem de CD4 em comparação com o valor inicial.

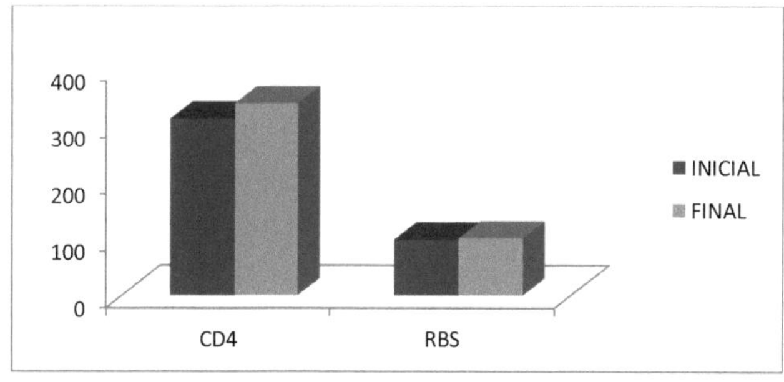

**Gráfico 2: Mostra** o efeito da terapia medicamentosa com TLE na contagem de CD4, RBS

Tabela 4.3: Valores do teste t para o perfil lipídico em indivíduos que utilizam a ELT

| TLE (TAMANHO DA AMOSTRA) | PARÂMETRO | INICIAL (MÉDIA+SEM) | FINAL (MÉDIA±SEM) | t VALOR | VALOR P |
|---|---|---|---|---|---|
| 48 | TC | 170.9±6.47 | 201.0±11.84 | 2.22 | 0.028* |
| 48 | TG | 130.0±4.60 | 142.8±7.20 | 1.42 | 0.158 |
| 48 | VLDL | 29.98±0.94 | 26±1.36 | 2.39 | 0.0184* |
| 48 | LDL | 85.58±.88 | 84.79±3.12 | 0.15 | 0.874 |
| 48 | HDL | 50.35±1.84 | 48.6±2.26 | 0.59 | 0.551 |

Todos os valores são expressos em MEAN±SEM (n=48) e, segundo critérios convencionais, (p<0,05)* é considerado estatisticamente significativo.

A Tabela 4.3 mostra que, como o valor p de TC, VLDL é <0,05 (0,028* e 0,0184*) respetivamente, há uma diferença significativa em TC, VLDL quando comparado com o valor inicial.

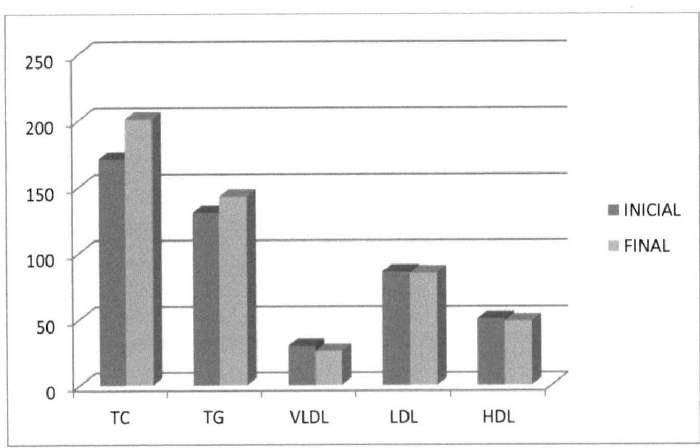


Gráfico 3: Mostra o efeito da terapia medicamentosa com TLE em TC, TG, VLDL, LDL, HDL

| TLE (TAMANHO DA AMOSTRA) | PARÂMETRO | INICIAL (MÉDIA±SEM) | FINAL (MÉDIA±SEM) | t VALOR | VALOR P |
|---|---|---|---|---|---|
| 48 | SGOT | 32.17±0.94 | 42.13±6.89 | 1.431 | 0.155 |
| 48 | SGPT | 29.77±1.25 | 47.11±5.65 | 2.995 | 0.0035** |
| 48 | ALP | 135.2±4.52 | 150.0±7.18 | 1.745 | 0.084 |
| 48 | TB | 0.609±0.038 | 0.512±0.05 | 1.441 | 0.152 |
| 48 | IB | 0.560±0.081 | 3.373±1.04 | 2.696 | 0.008** |
| 48 | BD | 0.687±0.088 | 0.493±0.10 | 1.429 | 0.156 |

Tabela 4.4 Valores dos testes t para a função hepática em indivíduos que utilizam TLE

Todos os valores são expressos em MEAN±SEM (n=48) e, segundo critérios convencionais, (p<0,05)* é considerado estatisticamente significativo.

A Tabela 4.4 mostra que, como o valor de p de SGPT,IB é <0,05 (0,0035** e 0,008**) respetivamente, existe uma diferença significativa em SGPT,IB quando comparado com o valor inicial.

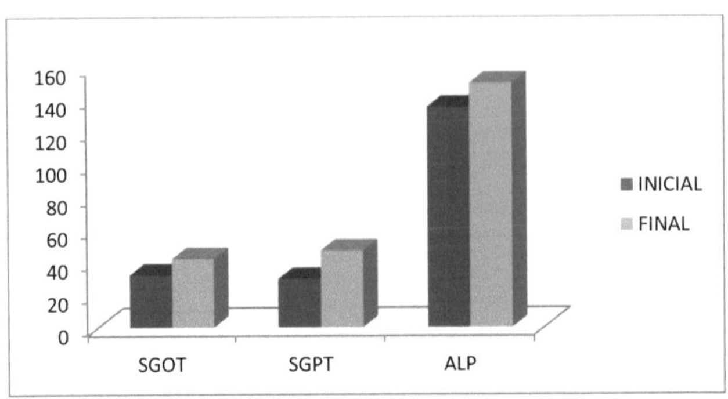


**Gráfico 4a: Mostra o efeito da terapia medicamentosa com TLE sobre SGOT, SGPT e ALP**

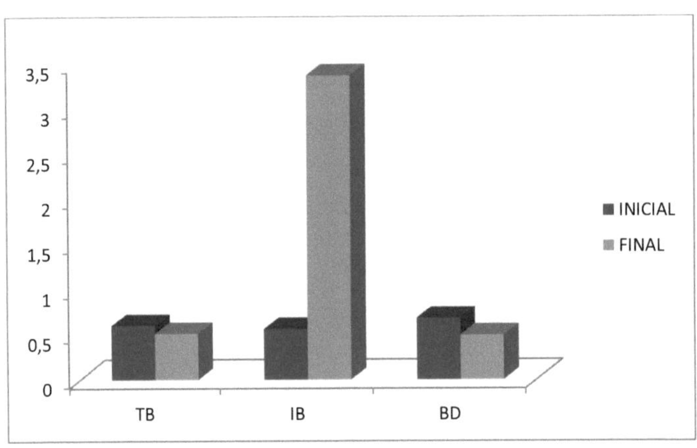


Gráfico 4b: mostra o efeito da terapia medicamentosa da TLE na TB,IB,DB

Tabela 4.5 Valores do teste t para a função renal em indivíduos que utilizam a TLE

| TLE (TAMANHO DA AMOSTRA) | PARÂMETRO | INICIAL (MÉDIA±SEM) | FINAL (MÉDIA±SEM) | t VALOR | VALOR P |
|---|---|---|---|---|---|
| 48 | SR.CREATININA | 0.8813±0.033 | 1.10±0.066 | 2.961 | 0.0039** |
| 48 | ÚREA SANGUÍNEA | 23.51±1.44 | 25.54±1.97 | 0.8305 | 0.408 |

Todos os valores são expressos em MEAN±SEM (n=48) e, segundo critérios convencionais, (p<0,05)* é considerado estatisticamente significativo.

A Tabela 4.5 mostra que, como o valor p da creatinina Sr. é <0,05 (0,0039**), há uma diferença significativa na creatinina Sr., quando comparada com o valor inicial.

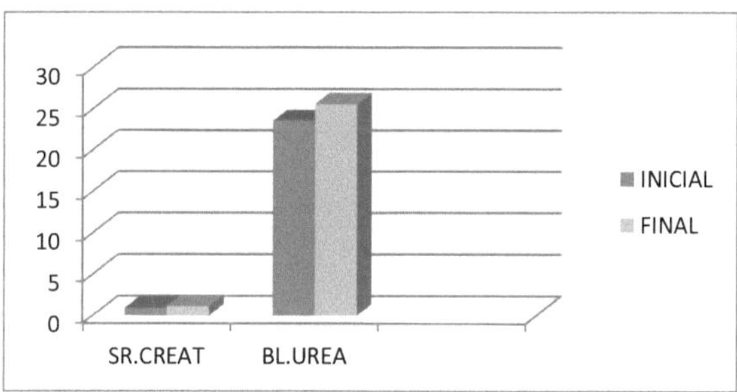


O gráfico 5 mostra o efeito da terapêutica medicamentosa da ELT na creatinina Sr., na ureia sanguínea

Tabela 4.6 Valores do teste t para o hemograma em indivíduos que utilizam a terapia medicamentosa com ZLN

| ZLN (TAMANHO DA AMOSTRA) | PARÂMETRO | INICIAL (MÉDIA±SEM) | FINAL (MÉDIA±SEM) | t VALOR | VALOR P |
|---|---|---|---|---|---|
| 22 | HB | 12.065±0.039 | 11.13±0.32 | 2.99 | 0.0046** |
| 22 | RBC | 4.314±0.12 | 4.06±0.12 | 1.41 | 0.164 |
| 22 | WBC | 7427±410.6 | 7218±433.5 | 0.34 | 0.728 |
| 22 | PLACAS | 2.89±0.09 | 2.65±0.12 | 1.54 | 0.129 |

Todos os valores são expressos em MEAN±SEM (n=22) e, segundo critérios convencionais, (p<0,05)* é considerado estatisticamente significativo.

A Tabela 4.6 mostra que, como o valor p de HB é <0,05(0,0046**), existe uma diferença significativa em HB quando comparado com o valor inicial.

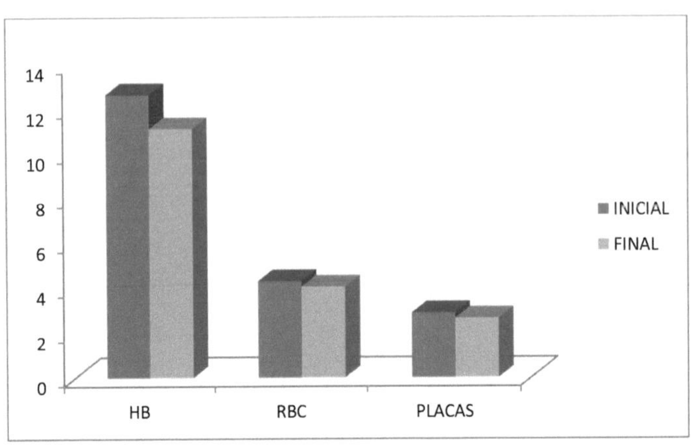


Gráfico 6a: Mostra o efeito da terapia medicamentosa com ZLN sobre HB,RBC,PLAQUETAS

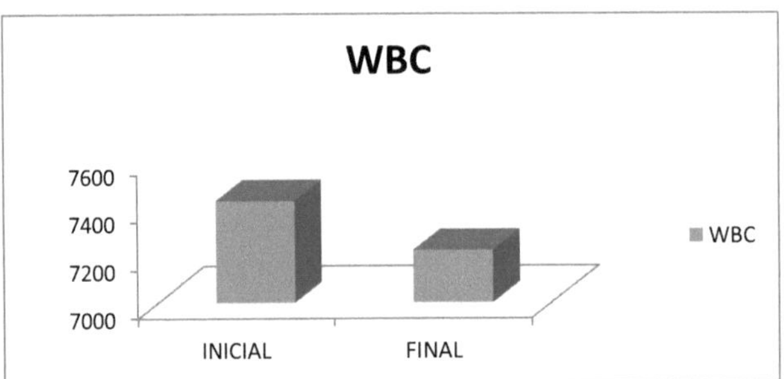


Gráfico 6b: Mostra o efeito da terapia medicamentosa com ZLN sobre os leucócitos

Tabela 4.7 Valores do teste t para a contagem de CD4 e glicose no sangue em indivíduos que utilizam a terapia medicamentosa com ZLN

| ZLN (TAMANHO DA AMOSTRA) | PARÂMETRO | INICIAL (MÉDIA±SEM) | FINAL (MÉDIA±SEM) | t VALOR | VALOR P |
|---|---|---|---|---|---|
| 22 | CONTAGEM DE CD4 | 333.9±7.83 | 352.0±9.01 | 1.01 | 0.315 |
| 22 | RBS | 126.8±6.88 | 132.9±7.26 | 0.6 | 0.129 |

Todos os valores são expressos em MEAN±SEM (n=22) e, segundo critérios convencionais, (p<0,05)* é considerado estatisticamente significativo.

O quadro 4.7 mostra que não existe uma diferença significativa entre os valores iniciais e finais

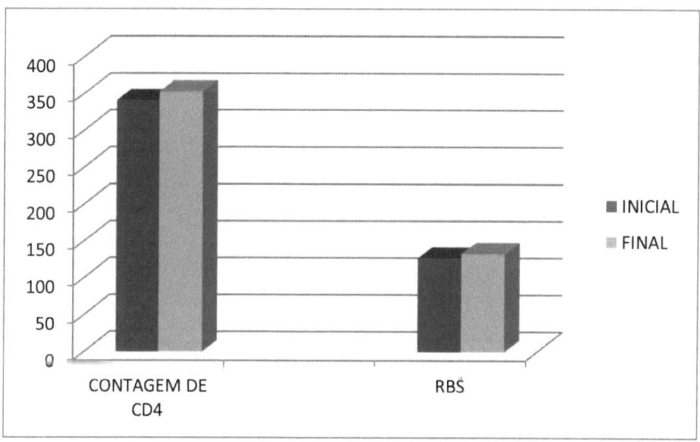


Gráfico 7 Mostra o efeito da terapia medicamentosa com ZLN no CD4 COUNT, RBS.

Tabela 4.8 Valores do teste t para o perfil lipídico em indivíduos que utilizam terapia medicamentosa com ZLN

| ZLN (TAMANHO DA AMOSTRA) | PARÂMETRO | INICIAL (MÉDIA±SEM) | FINAL (MÉDIA±SEM) | t VALOR | VALOR P |
|---|---|---|---|---|---|
| 22 | TC | 169.1±8.38 | 155.0±7.51 | 1.25 | 0.216 |
| 22 | TG | 145.7±7.22 | 215.4±20.17 | 3.15 | 0.0029** |
| 22 | VLDL | 33.59±4.44 | 38.05±3.68 | 0.77 | 0.44 |
| 22 | LDL | 101.2±6.22 | 101.8±6.98 | 0.63 | 0.94 |
| 22 | HDL | 47.05±2.7 | 56.27±2.88 | 2.33 | 0.024* |

Todos os valores são expressos em MEAN±SEM (n=22) e, segundo critérios convencionais, (p<0,05)* é considerado estatisticamente significativo.

A Tabela 4.8 mostra que, como o valor de p de TG e HDL é <0,05 (0,0029** e 0,024) respetivamente, há uma diferença significativa em TG e HDL quando comparado com o valor inicial.

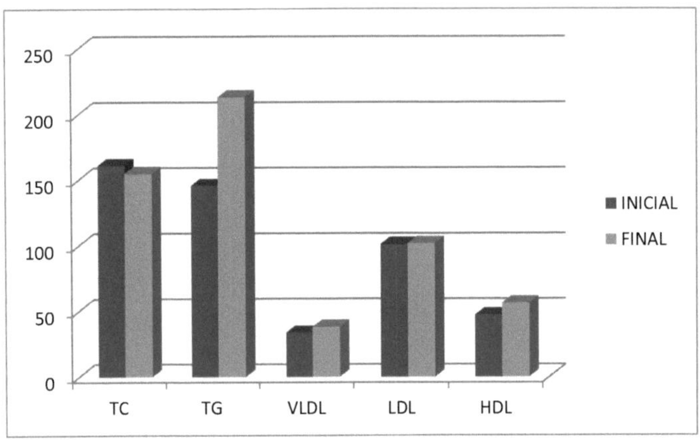


Gráfico 8 Mostra o efeito da terapia medicamentosa com ZLN sobre TC,TG,VLDL,LDL,HDL

Tabela 4.9.1 Valores do teste t para a função hepática em indivíduos que utilizam a terapia medicamentosa com ZLN

| ZLN (TAMANHO DA AMOSTRA) | PARÂMETRO | INICIAL (MÉDIA±SEM) | FINAL (MÉDIA±SEM) | t VALOR | VALOR P |
|---|---|---|---|---|---|
| 22 | SGOT | 32.64±2.27 | 38.64±2.56 | 1.75 | 0.087 |
| 22 | SGPT | 34.18±1.76 | 42.68±3.54 | 2.14 | 0.037* |
| 22 | ALP | 110.1±9.52 | 117.4±9.8 | 0.52 | 0.60 |
| 22 | TB | 0.46±0.05 | 0.75±0.12 | 2.20 | 0.033* |

| 22 | IB | 1.10±0.19 | 1.93±0.23 | 2.77 | 0.0088** |
|---|---|---|---|---|---|
| 22 | BD | 1.7±0.18 | 1.7±0.15 | 0.00 | 1.00 |

Todos os valores são expressos em MEAN±SEM (n=22) e, segundo critérios convencionais, ($p<0,05$)* é considerado estatisticamente significativo.

A Tabela 4.9.1 mostra que, como o valor de p de SGPT, TB e IB é <0,05 (0,037*, 0,033* e 0,0088**), respetivamente, existe uma diferença significativa em SGPT, TB e IB quando comparado com o valor inicial.

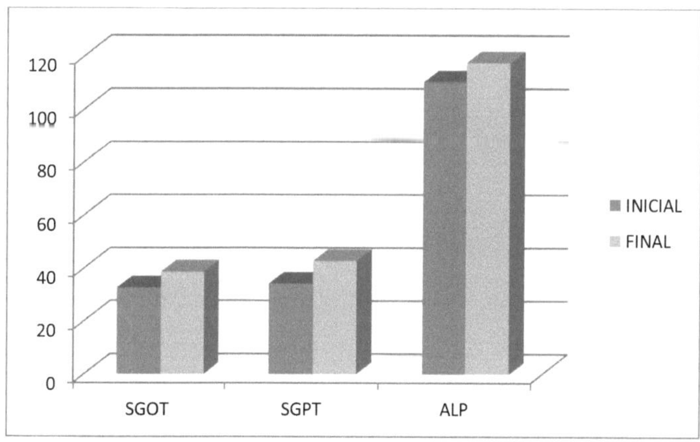


Gráfico 9a: mostra o efeito da terapia medicamentosa com ZLN sobre SGOT, SGPT, ALP

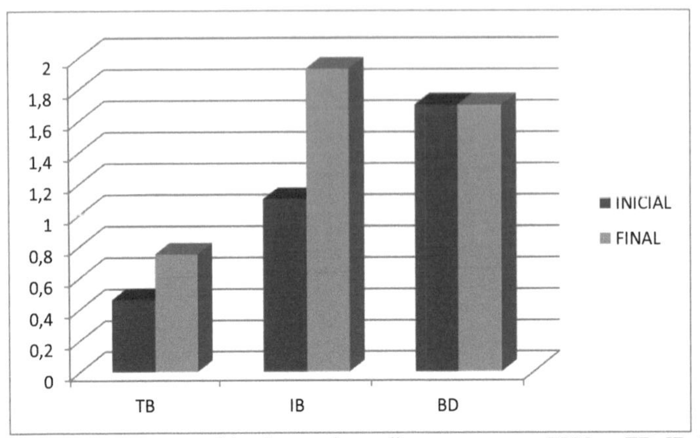


Gráfico 9b: Mostra o efeito da terapia medicamentosa com ZLN na TB, IB, DB

Tabela 4.9.2 Valores do teste t para a função renal em indivíduos que utilizam terapia medicamentosa com ZLN

| ZLN (TAMANHO DA AMOSTRA) | PARÂMETRO | INICIAL (MÉDIA±SEM) | FINAL (MÉDIA±SEM) | t VALOR | VALOR P |
|---|---|---|---|---|---|
| 22 | SR.CREATININA | 0.54±0.07 | 0.76±0.08 | 2.02 | 0.043* |
| 22 | ÚREA SANGUÍNEA | 27.68±1.94 | 30.23±2.72 | 0.76 | 0.450 |

Todos os valores são expressos em MEAN±SEM (n=22) e, segundo os critérios convencionais, (p<0,05) * é considerado estatisticamente significativo. A Tabela 4.9.2 mostra que, como o valor de p da creatinina Sr. é <0,05 (0,049*), existe uma diferença significativa na creatinina Sr. quando comparada com o valor inicial.

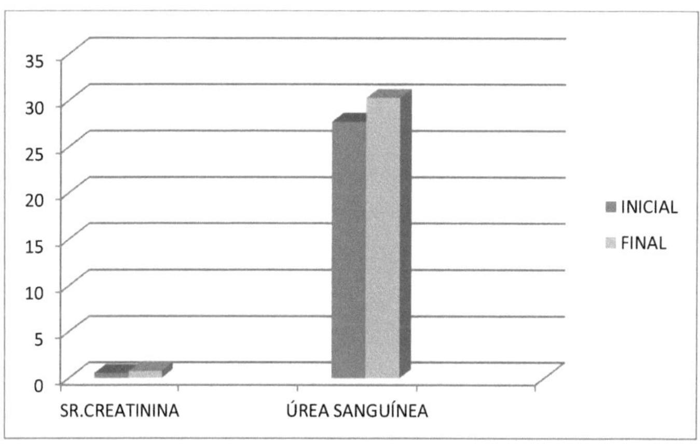


Gráfico 10 Mostra o efeito da terapia medicamentosa com ZLN na SR.CREATININA, UREIA NO SANGUE

# Discussão

O presente estudo teve como objetivo explorar os efeitos de dois regimes medicamentosos de terapia antirretroviral (TARV) comummente utilizados - Zidovudina, **Lamivudina, Nevirapina (ZLN)** e **Tenofovir, Lamivudina, Efavirenz (TLE)** - em vários sistemas biológicos de doentes infectados pelo VIH. Os nossos resultados sugerem que ambos os regimes causam alterações significativas em múltiplos marcadores biológicos, com efeitos particulares na função hepática (hepática) e renal (renal), bem como alterações no metabolismo lipídico. Isto realça a importância de monitorizar de perto os indivíduos tratados com ART, especialmente os que estão a ser tratados a longo prazo.

**Efeitos hepáticos e renais da TARV**

1. **Efeitos hepáticos**:
   - **Regime ZLN**: Os doentes que tomaram a combinação ZLN exibiram um aumento das enzimas hepáticas, particularmente da SGPT (transaminase glutâmico pirúvica sérica), indicando stress ou danos no fígado. O ligeiro aumento dos níveis de bilirrubina total e bilirrubina indireta também sugere uma possível hepatotoxicidade ou alterações da função hepática. Estes resultados são consistentes com estudos anteriores que mostram que **a nevirapina** pode induzir a elevação das enzimas hepáticas como parte do seu perfil de efeitos secundários, embora o efeito possa ser variável entre indivíduos.
   - **regime TLE**: Da mesma forma, o regime TLE mostrou aumentos significativos nos níveis de SGPT e bilirrubina indireta. Embora **o Efavirenz** tenha sido associado a hepatotoxicidade, os efeitos aqui também podem ser atribuídos ao **Tenofovir**. O tenofovir, embora geralmente considerado mais seguro em termos de toxicidade hepática, pode ainda causar alterações das enzimas hepáticas, especialmente em doentes com doenças hepáticas pré-existentes ou co-infecções como a hepatite B.
2. **Efeitos renais**:
   - Ambas as combinações de medicamentos mostraram aumentos significativos nos níveis de **creatinina sérica**, um marcador da função renal. Este facto é particularmente preocupante no caso do **tenofovir**, que é conhecido por ser

nefrotóxico, especialmente em utilizações prolongadas. A insuficiência renal pode progredir silenciosamente, e a monitorização de rotina da creatinina e de outros marcadores renais, como a taxa de filtração glomerular (TFG), é crucial para a deteção e intervenção precoces.

- Embora o aumento da creatinina sérica tenha sido registado com ambos os regimes, foi mais pronunciado no grupo TLE, sugerindo que **o Tenofovir** (no regime TLE) pode estar mais fortemente associado à insuficiência renal. Isto é consistente com a evidência existente que indica nefrotoxicidade relacionada com o Tenofovir, especialmente em doentes com factores predisponentes como a diabetes, hipertensão ou idade avançada.

**Alterações do perfil lipídico**

O estudo observou também alterações significativas nos níveis de lípidos, nomeadamente aumentos dos **triglicéridos**, do **colesterol total** e das **VLDL** (lipoproteínas de muito baixa densidade) em alguns doentes. Estas alterações sugerem que a terapêutica antirretroviral, em particular **a ZLN**, pode contribuir para a **dislipidemia**, um fator de risco conhecido para as doenças cardiovasculares.

- **regime ZLN**: O aumento dos triglicéridos e a subtil elevação do colesterol podem ser uma preocupação para a saúde cardiovascular a longo prazo. A zidovudina, a lamivudina e a nevirapina têm sido associadas a distúrbios lipídicos, embora o grau em que estas combinações contribuem para a dislipidemia possa variar entre indivíduos.
- **regime de TLE**: Por outro lado, a combinação TLE mostrou um ligeiro aumento do colesterol total, mas uma diminuição do **VLDL** e do **RBC** (contagem de glóbulos vermelhos). A redução do VLDL pode estar relacionada com o efeito **do Efavirenz** no metabolismo lipídico, que é menos pronunciado em comparação com outros regimes de TAR. Embora o aumento do colesterol seja menos pronunciado do que no ZLN, é necessário monitorizar o impacto global das alterações lipídicas para prevenir futuras complicações cardiovasculares.

### Alterações hematológicas

Uma descoberta interessante foi a **diminuição dos níveis de hemoglobina (HB)** nos doentes que receberam o regime ZLN. **A zidovudina**, em particular, é conhecida por causar **toxicidade hematológica**, incluindo anemia. A diminuição dos níveis de hemoglobina sugere que a utilização prolongada de Zidovudina pode levar à **supressão da medula óssea**, conduzindo a uma produção reduzida de glóbulos vermelhos. É importante monitorizar estas alterações hematológicas, uma vez que a anemia não tratada pode levar a outras complicações, tais como fadiga, fraqueza e diminuição da produção de oxigénio.

### Função imunitária e contagem de CD4

O estudo também encontrou um ligeiro aumento na **contagem de CD4** entre os pacientes no regime TLE. Este facto é encorajador, uma vez que indica a eficácia da terapia na melhoria da função imunitária, que é o principal objetivo da TAR. Um aumento na contagem de CD4 sugere uma supressão bem sucedida da carga viral, que está normalmente associada a um melhor prognóstico para os indivíduos infectados pelo VIH. No entanto, embora este aumento seja ligeiro, não deixa de ser um resultado positivo e sublinha a importância de regimes de TAR eficazes na gestão da progressão do VIH.

### Implicações clínicas e monitorização

Os resultados deste estudo sublinham a necessidade de **regimes de TAR personalizados** que tenham em conta os factores de risco individuais, incluindo doenças pré-existentes como a doença hepática ou renal. Tanto o regime ZLN como o TLE apresentam potenciais efeitos secundários que têm de ser monitorizados de perto ao longo do tempo para evitar complicações a longo prazo.

- **Monitorização hepática e renal**: A monitorização de rotina dos testes de função hepática (SGPT, bilirrubina) e dos marcadores renais (creatinina sérica, taxa de filtração glomerular) é essencial para a deteção precoce da toxicidade dos órgãos. O ajuste do regime de TARV com base na tolerância e na resposta individual pode ajudar a minimizar os efeitos adversos.

- **Monitorização do perfil lipídico**: A dislipidemia é uma preocupação crescente nos doentes tratados com TARV, em particular nos que estão a ser tratados com regimes ZLN. Recomenda-se a monitorização regular dos perfis lipídicos para detetar e gerir níveis elevados de triglicéridos, colesterol e VLDL, potencialmente prevenindo doenças cardiovasculares no futuro.
- **Monitorização hematológica**: Para os doentes em regimes que contêm Zidovudina, a monitorização regular da hemoglobina e do hemograma completo é essencial para detetar sinais precoces de anemia, que podem exigir intervenção, como o ajuste da dose ou a alteração da medicação.

## CONCLUSÃO

O presente estudo ajudou-nos a identificar o efeito dos medicamentos da TAR entre os doentes afectados pelo VIH na população de estudo selecionada que frequenta o centro de TAR do KGH. Foi estudada a importância da seleção ideal de medicamentos e da monitorização de doentes vulneráveis na avaliação da gravidade clínica devida à utilização da terapêutica TARV. No nosso estudo, os doentes que receberam regimes que continham zidovudina, lamivudina, nevirapina (ZLN) e tenofovir, lamivudina, efavirenz (TLE) foram tomados e o efeito destas combinações em vários sistemas foi estudado.

Verificou-se que os doentes que receberam ZLN apresentam um aumento significativo dos níveis de triglicéridos, bilirrubina indireta, creatinina sérica e um ligeiro aumento dos níveis de bilirrubina total e SGPT e uma diminuição significativa dos níveis de HB. Os doentes que receberam a combinação de medicamentos para a ELT apresentam um aumento significativo dos níveis de SGPT, bilirrubina indireta e creatinina sérica, bem como um ligeiro aumento dos níveis de colesterol total e da contagem de CD4 e uma ligeira diminuição dos níveis de RBC e VLDL. Assim, verificou-se que os sistemas mais afectados pela terapêutica antirretroviral foram os sistemas hepático e renal, juntamente com alterações significativas no perfil lipídico. abrandar o processo de deterioração, a utilização de medicamentos deve ser optimizada juntamente com a monitorização periódica dos sistemas.

## REFERÊNCIAS


- (www.statsdirect.com/help/default.htm#basics/prospective.html)
- A Textbook of Clinical Pharmacy Practice de G.ParthaSarathi, 2ª edição, Capítulo 9, pg-105. (Definição de RAM)
- AIDS.gov: Sintomas do VIH. Disponível em https://www.aids.gov/hiv-aids-basics/hiv-aids-101/signs-and-symptoms/
- Livro de texto "Introdução à Epidemiologia" de Thomas C. Timmreck
- An Open Access, Online International Journal Disponível em http://www.cibtech.org/jms.htm2014 Vol. 4 (3) setembro-dezembro, pp. 135-145/Suresh et al.
- Evitar o VIH e a SIDA [home page na Internet. 2011 May 12 [citado 2009 January 5] Disponível em: http://www.avert.org/.
- Campbell B e Mbizvo MT. Comportamento sexual e conhecimentos sobre o VIH entre rapazes adolescentes no Zimbabué. Centr Afr J Med 1994; 40(9): 245-50.
- Centros de Controlo e Prevenção de Doenças. 1993 revised classification system for HIV infection and expanded surveillance case definition for AIDS among adolescents and adults. MMWR Recomm Rep. 1992 Dec 18;41(RR-17):1-19. Acedido em 1 de dezembro de 2013.
- Centros de Controlo e Prevenção de Doenças. Guidelines for national human immunodeficiency virus case surveillance, including monitoring for human immunodeficiency virus infection and acquired immunodeficiency syndrome. MMWR Recomm Rep. 1999 Dec 10;48(RR-13):1-27, 29-31. Acedido em 1 de dezembro de 2013.
- Coombs RW, Reichelderfer PS. Recent observations on HIV type-1 infection in the genital tract of men and women (Observações recentes sobre a infeção pelo VIH tipo 1 no trato genital de homens e mulheres). AIDS. 2003;17:455-80.
- Dunkle KL, Stephenson R. New heterosexually transmitted HIV infections in married or cohabiting couples in urban Zambia and Rwanda: an analysis of survey and clinical data. Lancet. 2008;371:2183-91.
- Fleming DT, Wasserheit JN. From epidemiological synergy to public health policy and practice: the contribution of other sexually transmitted diseases to sexual transmission of HIV infection. Sex Transm Infect. 1999;75:3-17.
- Diretrizes para a utilização de agentes anti-retrovirais em adultos e adolescentes infectados pelo VIH-1 (http://aidsinfo.nih.gov/guidelines)

- Princípios de Medicina Interna de Harrison 18ª edição: Harrison's Online > Capítulo 189. Doença do Vírus da Imunodeficiência Humana: SIDA e doenças relacionadas >
- VIH/SIDA : Disponível em https://en.wikipedia.org/wiki/HIV/AIDS
- Como a SIDA mudou tudo- Ficha informativa: 2014 global statistics- UNAIDS. Disponível em http://www.unaids.org/en/resources/documents/2015/20150714_factsheet
- FIDA. 2001. Rural Poverty Report 2001: The Challenge of Ending Rural Poverty. Oxford University Press. fevereiro.
- Int J Med Pharm Sci, Out 2012 / Vol 03 (02)B. Divakar et al
- Revista Internacional de Ciências Médicas Básicas e Aplicadas ISSN: 2277-2103 (em linha)
- J Chakravarty et al (2006) JAPI - VOL. 54 -novembro 2006
- Programa Conjunto das Nações Unidas sobre o VIH/SIDA (ONUSIDA). Report on the global HIV/AIDS epidemic. Genebra, ONUSIDA, Jun. 2000. 135.
- Kaufmann GR, Bloch M, Zaunders JJ, Smith D, Cooper DA. Longtermimmunologicalresponse in HIV-1-infected subjects receiving potent antiretroviral therapy. AIDS 2000;14:959-69.
- Laga M, Manoka A. Non-ulcerative sexually transmitted diseases as risk factors for HIV-1 transmission in women: results from a cohort study. AIDS. 1993;7:95-102.
- Li X, Fang X, Lin D, Mao R, Wang J, Cottrell L, et al. HIV/STD risk behaviors and perceptions among rural-to-urban migrants in China. AIDS Education and Prevention.2004;16(6):538-556
- Lihite et al.Asian J Pharm Clin Res, Vol 6, Suppl 2, 2013, 102-104
- M.E. Betz, K.A. Gebo, E. Barber, P. Sklar, J.A. Fleishman, E.D. Reilly, *et al.*Patterns of diagnoses in hospital admissions in a multistate cohort of HIV-positive adults in 2001
- Mahal A (2004): "Economic Implications of Inertia on HIV/AIDS and Benefits of Action". Economic and Political Weekly.
- Mocroft, B. Ledergerber, C. Katlama, O. Kirk, P. Reiss, A. d'ArminioMonforte, EuroSIDA Study Group, *etal.*Decline in the AIDS and death rates in the EuroSIDA study: an observational study. Lancet, 362 (2003), pp. 22-29
- Relatório anual da NACO 2014-2015. Disponível em http://www.naco.gov.in/upload/2014%20mslns/NACO_English%202013-14.pdf
- Dados NACO sobre o VIH. Ver https://www.nacoonline.org/Quick_Links/HIV_Data/ (última verificação em janeiro de 2010)

- NACO, HIV Sentinel Surveillance and HIV Estimation, 2006, "Note on HIV Sentinel Surveillance and HIV Estimation, 2008,
- NACO, Ministério da Saúde e do Bem-Estar da Família, Governo da Índia. Diretrizes de terapia antirretroviral para adultos e adolescentes infectados pelo VIH, incluindo profilaxia pós-exposição. maio de 2007.
- Newmann S, Sarin P. Marriage, monogamy and HIV: a profile of HIV-infected women in south India (Casamento, monogamia e VIH: um perfil das mulheres infectadas pelo VIH no sul da Índia). Int J STD AIDS. 2006;11:250-3.
- Pebody R HIV Transmission and Testing (Transmissão e Teste do VIH). NAM, Londres, 2009
- Phillips AN, Sabin CA, Mocroft A, Janossy G. HIV results in the frame: antiviral therapy [carta]. Nature 1995;375:195.
- Artigo de revisão por N. KumarasamyAtul Patel & Sanjay Pujari, Indian J Med Res 134, dezembro de 2011, pp 787-800
- Patologia Básica de Robbins 8ª edição: Doenças do Sistema Imunitário > DOENÇAS DE DEFICIÊNCIA IMUNE
- Sande MA, Carpenter CCJ, Cobbs CG, Holmes KK, Sanford JP. Antiretroviral therapy for adult HIV-infected patients: recommendations from a state-of-the-art conference. JAMA 1993;270:2583-9.
- Shet A, Antony J, Arumugam K, Kumar Dodderi S, Rodrigues R, et al. (2014) Influência das reacções adversas a medicamentos no sucesso do tratamento: ProspectiveCohort Analysis of HIV-Infected Individuals Initiating First-Line Antiretroviral Therapy in India (Análise prospetiva de coortes de indivíduos infectados pelo VIH que iniciam a terapia antirretroviral de primeira linha na Índia). PLoS ONE 9(3): e91028. doi:10.1371/journal.pone.0091028
- Singh, I. Bairy, P.G. Shivananda. Spectrum of opportunistic infections in AIDS cases (Espectro de infecções oportunistas em casos de SIDA). Indian J Med Sci, 57 (2003), pp. 16-2
- Jornal de Saúde Pública do Sudeste Asiático 2012;2(2):16-21. © 2012 Deshpande et al,
- O banco de dados de proteínas. Disponível em http://www.rcsb.org/pdb/education_discussion/educational_resources/struct_bio_hiv_lores.pdf
- Umesh S. Joge et.al / Int J Biol Med Res. 2012; 3(1):1568-1572
- UNAIDS GAP REPORT 2014.Disponível em

http://www.unaids.org/en/resources/documents/2014/20140716_UNAIDS_gap_report

- ONUSIDA. Women and AIDS: an extract from the AIDS epidemic update (dezembro de 2004).
- PNUD, 2003, "HIV/AIDS and Development in South Asia", Relatório Regional sobre o Desenvolvimento Humano, Nova Deli.
- Organização Mundial de Saúde. Definições de caso de VIH da OMS para vigilância e estadiamento clínico revisto e classificação imunológica da doença relacionada com o VIH em adultos e crianças; 2007.
- (www.statsdirect.com/help/default.htm#basics/prospective.html)
- A Textbook of Clinical Pharmacy Practice de G.ParthaSarathi, 2ª edição, Capítulo 9, pg-105. (Definição de RAM)
- AIDS.gov: Sintomas do VIH. Disponível em https://www.aids.gov/hiv-aids-basics/hiv-aids-101/signs-and-symptoms/
- Livro de texto "Introdução à Epidemiologia" de Thomas C. Timmreck
- An Open Access, Online International Journal Disponível em http://www.cibtech.org/jms.htm2014 Vol. 4 (3) setembro-dezembro, pp. 135-145/Suresh et al.
- Evitar o VIH e a SIDA [home page na Internet. 2011 May 12 [citado 2009 January 5] Disponível em: http://www.avert.org/.
- Campbell B e Mbizvo MT. Comportamento sexual e conhecimentos sobre o VIH entre rapazes adolescentes no Zimbabué. Centr Afr J Med 1994; 40(9): 245-50.
- Centros de Controlo e Prevenção de Doenças. 1993 revised classification system for HIV infection and expanded surveillance case definition for AIDS among adolescents and adults. MMWR Recomm Rep. 1992 Dec 18;41(RR-17):1-19. Acedido em 1 de dezembro de 2013.
- Centros de Controlo e Prevenção de Doenças. Guidelines for national human immunodeficiency virus case surveillance, including monitoring for human immunodeficiency virus infection and acquired immunodeficiency syndrome. MMWR Recomm Rep. 1999 Dec 10;48(RR-13):1-27, 29-31. Acedido em 1 de dezembro de 2013.
- Coombs RW, Reichelderfer PS. Recent observations on HIV type-1 infection in the genital tract of men and women (Observações recentes sobre a infeção pelo VIH tipo 1 no trato genital de homens e mulheres). AIDS. 2003;17:455-80.

- Dunkle KL, Stephenson R. New heterosexually transmitted HIV infections in married or cohabiting couples in urban Zambia and Rwanda: an analysis of survey and clinical data. Lancet. 2008;371:2183-91.
- Fleming DT, Wasserheit JN. From epidemiological synergy to public health policy and practice: the contribution of other sexually transmitted diseases to sexual transmission of HIV infection. Sex Transm Infect. 1999;75:3-17.
- Diretrizes para a utilização de agentes anti-retrovirais em adultos e adolescentes infectados pelo VIH-1 (http://aidsinfo.nih.gov/guidelines)
- Princípios de Medicina Interna de Harrison 18ª edição: Harrison's Online > Capítulo 189. Doença do Vírus da Imunodeficiência Humana: SIDA e doenças relacionadas >
- VIH/SIDA : Disponível em https://en.wikipedia.org/wiki/HIV/AIDS
- Como a SIDA mudou tudo- Ficha informativa: 2014 global statistics- UNAIDS. Disponível em http://www.unaids.org/en/resources/documents/2015/20150714_factsheet
- FIDA. 2001. Rural Poverty Report 2001: The Challenge of Ending Rural Poverty. Oxford University Press. fevereiro.
- Int J Med Pharm Sci, Out 2012 / Vol 03 (02)B. Divakar et al
- Revista Internacional de Ciências Médicas Básicas e Aplicadas ISSN: 2277-2103 (em linha)
- J Chakravarty et al (2006) JAPI - VOL. 54 -novembro 2006
- Programa Conjunto das Nações Unidas sobre o VIH/SIDA (ONUSIDA). Report on the global HIV/AIDS epidemic. Genebra, ONUSIDA, Jun. 2000. 135.
- Kaufmann GR, Bloch M, Zaunders JJ, Smith D, Cooper DA. Longtermimmunologicalresponse in HIV-1-infected subjects receiving potent antiretroviral therapy. AIDS 2000;14:959-69.
- Laga M, Manoka A. Non-ulcerative sexually transmitted diseases as risk factors for HIV-1 transmission in women: results from a cohort study. AIDS. 1993;7:95-102.
- Li X, Fang X, Lin D, Mao R, Wang J, Cottrell L, et al. HIV/STD risk behaviors and perceptions among rural-to-urban migrants in China. AIDS Education and Prevention.2004;16(6):538-556
- Lihite et al.Asian J Pharm Clin Res, Vol 6, Suppl 2, 2013, 102-104
- M.E. Betz, K.A. Gebo, E. Barber, P. Sklar, J.A. Fleishman, E.D. Reilly, *et al.*Patterns of diagnoses in hospital admissions in a multistate cohort of HIV-positive adults in 2001
- Mahal A (2004): "Economic Implications of Inertia on HIV/AIDS and Benefits of Action". Economic and Political Weekly.

- Mocroft, B. Ledergerber, C. Katlama, O. Kirk, P. Reiss, A. d'ArminioMonforte, EuroSIDA Study Group, *etal.*Decline in the AIDS and death rates in the EuroSIDA study: an observational study. Lancet, 362 (2003), pp. 22-29
- Relatório anual da NACO 2014-2015. Disponível em http://www.naco.gov.in/upload/2014%20mslns/NACO_English%202013-14.pdf
- Dados NACO sobre o VIH. Ver https://www.nacoonline.org/Quick_Links/HIV_Data/ (última verificação em janeiro de 2010)
- NACO, HIV Sentinel Surveillance and HIV Estimation, 2006, "Note on HIV Sentinel Surveillance and HIV Estimation, 2008,
- NACO, Ministério da Saúde e do Bem-Estar da Família, Governo da Índia. Diretrizes de terapia antirretroviral para adultos e adolescentes infectados pelo VIH, incluindo profilaxia pós-exposição. maio de 2007.
- Newmann S, Sarin P. Marriage, monogamy and HIV: a profile of HIV-infected women in south India (Casamento, monogamia e VIH: um perfil das mulheres infectadas pelo VIH no sul da Índia). Int J STD AIDS. 2006;11:250-3.
- Pebody R HIV Transmission and Testing (Transmissão e Teste do VIH). NAM, Londres, 2009
- Phillips AN, Sabin CA, Mocroft A, Janossy G. HIV results in the frame: antiviral therapy [carta]. Nature 1995;375:195.
- Artigo de revisão por N. KumarasamyAtul Patel & Sanjay Pujari, Indian J Med Res 134, dezembro de 2011, pp 787-800
- Patologia Básica de Robbins 8ª edição: Doenças do Sistema Imunitário > DOENÇAS DE DEFICIÊNCIA IMUNE
- Sande MA, Carpenter CCJ, Cobbs CG, Holmes KK, Sanford JP. Antiretroviral therapy for adult HIV-infected patients: recommendations from a state-of-the-art conference. JAMA 1993;270:2583-9.
- Shet A, Antony J, Arumugam K, Kumar Dodderi S, Rodrigues R, et al. (2014) Influência das reacções adversas a medicamentos no sucesso do tratamento: ProspectiveCohort Analysis of HIV-Infected Individuals Initiating First-Line Antiretroviral Therapy in India (Análise prospetiva de coortes de indivíduos infectados pelo VIH que iniciam a terapia antirretroviral de primeira linha na Índia). PLoS ONE 9(3): e91028. doi:10.1371/journal.pone.0091028

- Singh, I. Bairy, P.G. Shivananda. Spectrum of opportunistic infections in AIDS cases (Espectro de infecções oportunistas em casos de SIDA). Indian J Med Sci, 57 (2003), pp. 16-2
- Jornal de Saúde Pública do Sudeste Asiático 2012;2(2):16-21. © 2012 Deshpande et al,
- O banco de dados de proteínas. Disponível em http://www.rcsb.org/pdb/education_discussion/educational_resources/struct_bio_hiv_lores.pdf
- Umesh S. Joge et.al / Int J Biol Med Res. 2012; 3(1):1568-1572
- UNAIDS GAP REPORT 2014.Disponível em http://www.unaids.org/en/resources/documents/2014/20140716_UNAIDS_gap_report
- ONUSIDA. Women and AIDS: an extract from the AIDS epidemic update (dezembro de 2004).
- PNUD, 2003, "HIV/AIDS and Development in South Asia", Relatório Regional sobre o Desenvolvimento Humano, Nova Deli.

## FORMULÁRIO DE ASSUNTO

Nome do paciente: Idade: Sexo:

N.º de identificação do doente Unidade:

**REGIME DE DROGAS:**

TERAPIA ANTI-RETRO VIRAL:

| S.NO. | Medicamento/marca | Dosagem | Frequência |
|---|---|---|---|
| | | | |
| | | | |
| | | | |
| | | | |
| | | | |

PROSPECTIVA:

DADOS DE LABORATÓRIO:

HAEMOGRAMA:

| | Hb | RBC | WBC | PLACAS |
|---|---|---|---|---|
| Antes do início do tratamento | | | | |
| Após 2 meses de tratamento. | | | | |

GLUCOSE NO SANGUE E CONTAGEM DE CD4:

| | CONTAGEM DE CD4 | GLICOSE NO SANGUE |
|---|---|---|
| Antes do início do tratamento | | |
| Após 2 meses de tratamento. | | |

PERFIL LÍPIDO:

| | TC | TG | VLDL | LDL | HDL |
|---|---|---|---|---|---|
| Antes do início do tratamento | | | | | |
| Após 2 meses de tratamento. | | | | | |

TESTES DE FUNÇÃO HEPÁTICA:

| | SGOT | SGPT | ALP | BILIRRUBINA TOTAL | BILIRRUBINA INDIRECTA | BILIRRUBINA DIRECTA |
|---|---|---|---|---|---|---|
| Antes do início do tratamento | | | | | | |
| Após 2 meses de tratamento. | | | | | | |

TESTES DE FUNÇÃO RENAL:

| | CREATININA SÉRICA | ÚREA SANGUÍNEA |
|---|---|---|
| Antes do início do tratamento | | |
| Após 2 meses de tratamento. | | |

Quaisquer efeitos secundários observados: Sim /Não

Em caso afirmativo, observada a partir de:

Efeito observado:

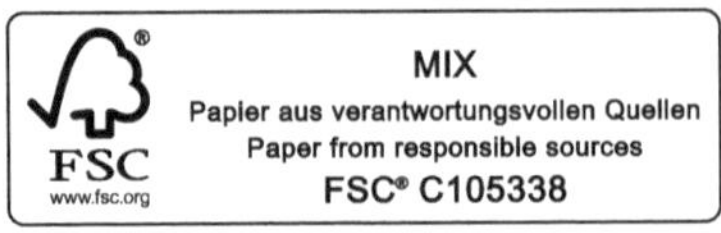


Printed by Books on Demand GmbH, Norderstedt / Germany